LEXIQUE MÉDICAL

Anglais - Français
Français - Anglais

A

abacus, abaque
abandonment, abandon
abarticular, abarticulaire
abdomen, abdomen
abdominal reflex, réflexe cutané abdominal
abducens nerve, nerf moteur oculaire externe
abduction, abduction
abepithemia, paralysie du plexus solaire
aberrant, anormal
abeyance, suspension d'activité
ability, faculté, capacité
abnormal, anormal
abnormality, anormalité
ABO system, système ABO
abortion, avortement
  – induced, avortement provoqué
abrade, raser, ronger
abrasor, fraise
abrupt onset, de survenue brutale
abruptio placentae, hématome rétroplacentaire
abscess, abcès
absolute, absolu
abuse, emploi abusif, sévices
acalculia, acalculie
acampsia, ankylose
acanthoma, acanthome
acanthosis, hyperacanthose
acapnia, acapnie
acariasis, acariase
acaricide, antiscabieux
acaridiasis, acariase
acarinosis, acariase
acarus, acarien
acatalasia, acatalasie
acathisia, acathisie
acceptor, accepteur
access, abord
accessory, accessoire
acclimatation, acclimatement
accomodation, accommodation
account, compte-rendu
accretion, adhérence
accuracy, justesse
accurate, précis
ACE (angiotensin-converting enzyme) inhibitors, IEC (inhibiteurs de l'enzyme de conversion)
acephalous, acéphale
acetabular, acétabulaire
acetaminophen, acétaminophène, paracétamol
acetonemia, cétonémie
acetonuria, cétonurie
acetylcholine, acétylcholine
acetylsalicylic acid, acide acétylsalicylique
achalasia, achalasie
ache, douleur
achieved, accompli
Achilles reflex time, réflexogramme achilléen
  – tendon reflex, réflexe achilléen
aching, douloureux, endolori
achlorhydria, achlorhydrie
acholia, acholie
achondroplasia, achondroplasie
achromatic spindle, fuseau achromatique
achromatopsia, achromatopsie
achylia, achylie
acid, acide
acid-base balance, équilibre acido-basique
acidemia, acidémie
acid-fast, acido-résistant
acidity, acidité

allodynia

aimed at, destiné à
air, air
– **cell**, alvéole pulmonaire
– **embolism**, aéroembolisme
– **flow**, écoulement gazeux
– **hunger**, respiration de Kussmaul
– **splint**, attelle gonflable
– **ways**, voies aériennes
akathisia, akathisie
ala, aile
albinism, albinisme
albino, albinos
albumin, albumine
albuminuria, albuminurie
alcohol, alcool
Alcoholics Anonymous (AA), Alcooliques Anonymes (AA)
alcoholism, alcoolisme, énolisme
aldehyde, aldéhyde
aldosterone, aldostérone
aldosteronism, hyperaldostéronisme
alexia, alexie
alga, algue
algesia, algésie
algid, algide
algogenic, algogène
algorithm, algorithme
alienation, aliénation mentale
alignment, alignement
alimentary, alimentaire
– **tract**, tube digestif
alive, vivant
alkalemia, alcalose
alkali, alcalin
alkaline, alcalin
– **reserve**, réserve alcaline
alkalinity, alcalinité
alkalinuria, alcalinurie
alkaloid, alcaloïde
alkalosis, alcalose
alkaptonuria, alcaptonurie
alkylating agent, agent alkylant
all-or-none law, loi du tout ou rien
allantois, allantoïde
allele, allèle
allelomorph, allélomorphe
allergen, allergène
allergy, allergie
alleviate, attenué
alloantibody, allo-anticorps
alloantigen, allo-antigène
allocheiria, alloesthésie
allograft, allogreffe
allopathy, allopathie
alloplasty, alloplastie, hétérogreffe
alloy, alliage
alopecia, alopécie, calvitie
alpha rays, rayons alpha
alphachymotrypsin, alphachymotrypsine
alphafetoprotein (AFP), alphafœtoprotéine (AFP)
alpha wave, rythme alpha
alteration, changement
alternating current, courant alternatif
alternative medicine, médecine alternative (douce)
altitude sickness, mal des montagnes
alveolar, alvéolaire
alveolitis, alvéolite
alveolus, alvéole
Alzheimer's disease, maladie d'Alzheimer
amalgam, amalgame
amastia, amastie
amaurosis, amaurose
amaurotic familial idiocy, idiotie amaurotique familiale
ambient, ambiant
ambidextrous, ambidextre
ambivalence, ambivalence
amblyopia, amblyopie
ambulant, ambulatoire
ambulatory, ambulatoire
– **electrocardiographic monitoring**, Holter
ameba, amibe

amebiasis, amibiase
amebicide, amoebicide
ameboma, amoebome
amelia, amélie
amenorrhea, aménorrhée
amentia, idiotie, arriération profonde
American spotted fever, fièvre pourprée des Montagnes Rocheuses
ametria, amétrie
ametropia, amétropie
amine, amine
amnesiac stroke, ictus amnésique
amino acid, acide aminé
amino-aciduria, amino-acidurie
amitosis, amitose
ammonia, ammoniaque
amnesia, amnésie
amniocentesis, amniocentèse
amniography, amniographie
amnion, amnios
amniotic fluid, liquide amniotique
amorphus, amorphe
ampere, ampère
amphiarthrosis, amphiarthrose
amphoteric, amphotère
ampulla, ampoule
  – **chyli**, citerne de Pecquet
amygdala, amygdale
amylase, amylase
amyloidosis, amyloïdose
amyotonia, amyotonie
amyotrophic lateral sclerosis, sclérose latérale amyotrophique
amyotrophy, amyotrophie
anabolic steroid, stéroïde anabolisant
anabolism, anabolisme
anacrotic, anacrote
anaerobe, anaérobie
analbuminemia, analbuminémie
analeptic, analeptique
analgesia, analgésie
analgesic, analgésique
analogous, analogue
analysis, analyse
anaphase, anaphase
anaphoresis, anaphorèse
anaphylaxis, anaphylaxie
anaplasia, anaplasie
anastomosis, anastomose
anatomical chart, planche anatomique
anatomical snuff-box, tabatière anatomique
anatomy, anatomie
ancylostomiasis, ankylostomiase
androgen, androgène
android pelvis, bassin androïde
androsterone, androstérone
anemia, anémie
anencephaly, anencéphalie
aneroid, anéroïde
anesthesia, anesthésie
  – **glove-**, anesthésie en gant
  – **nerve block-**, anesthésie locorégionale
anesthesic, anesthésique
anesthesist, anesthésiste
aneuploid, aneuploïde
aneurysm, anévrisme
  – **arteriovenous-**, anévrisme artérioveineux
  – **dissecting-**, anévrisme disséquant
anger, colère
angiectasis, angiectasie
angiitis, angéite
angina pectoris, angine de poitrine
angiocardiogram, angiocardiogramme
angiocardiography, angiocardiographie
angiogram, angiogramme
angiography, angiographie
angioma, angiome
angiomatosis, angiomatose
angioneurotic, angioneurotique
  – **edema**, œdème de Quincke

angioplasty, angioplastie
angiosarcoma, angiosarcome
angiospasm, angiospasme
angiotensin, angiotensine
angor, angine de poitrine
anguish, angoisse
anhidrosis, anhidrose
anhidrotic, anhidrotique
anhydrous, anhydre
anion, anion
aniseikonia, aniséiconie
anisochromatopsia, anisochromatopsie
anisocoria, anisocorie
anisocytosis, anisocytose
anisomelia, anisomélie
anisometropia, anisométropie
ankle, cheville
  – **bone**, astragale
  – **clonus**, clonus du pied
  – **jerk**, réflexe achilléen
  – **joint**, articulation tibio-astragalienne
ankyloblepharon, ankyloblépharon
ankyloglossia, ankyloglossie
ankylosing spondylitis, spondylarthrite ankylosante
ankylosis, ankylose, blocage articulaire
ankylostomiasis, ankylostomiase
annular, annulaire
anode, anode
anodyne, antalgique
anomalous, anormal
anomia, anomie
anonychia, anonychie
anoperineal, anopérinéal
anorchous, anorchide
anorectal, anorectal
anorexia, anorexie
  – **nervosa**, anorexie mentale
anosmia, anosmie
anovulation, anovulation
anovulatory cycle, cycle anovulatoire
anoxemia, anoxémie
anoxia, anoxie
answer, réponse
ant, fourmi
antacid, antiacide
antagonist, antagoniste
antemortem, avant la mort
antenatal, prénatal
antepartum, avant l'accouchement
anterior, antérieur
  – **root**, racine antérieure
anterograde, antérograde
anteroinferior, antéroinférieur
anterointernal, antérointerne
anterolateral, antérolatéral
anteromedian, antéromédian
anteroposterior, antéropostérieur
anterosuperior, antérosupérieur
anteversion, antéversion
anthelmintic, anthelminthique, vermifuge
anthracosis, anthracose
anthrax, charbon
anthropoid, anthropoïde
anthropology, anthropologie
antibiotic, antibiotique
antibody, anticorps
  – **blocking-**, anticorps bloquant
  – **cold-**, anticorps froid
  – **incomplete-**, anticorps incomplet
anticholinergic, anticholinergique
anticholinesterase, anticholinestérase
anticoagulant, anticoagulant
anticodon, anticodon
anticonvulsant, anticonvulsivant
antidepressant, antidépresseur
antidiuretic hormone (ADH), hormone antidiurétique (HAD)
antidote, antidote
antigen, antigène
antigenic determinant, déterminant antigénique
antiglobulin test, test de Coombs

antihemophilic factor, facteur antihémophilique
antihistaminic, antihistaminique
antilymphocyte globulin, globulines antilymphocytaires
- **serum**, sérum antilymphocytaire
antimalarial, antipaludique
antimetabolite, antimétabolite
antimigraine, antimigraineux
antimitotic, antimitotique
antimycotic, antifungique
antinuclear factor, facteur antinucléaire
antiperistalsis, antipéristaltisme
antiphlogistic, antiphlogistique
antipruritic, antiprurigineux
antipyretic, antipyrétique
antirachitic factor, facteur antirachitique, vitamine D
antiscorbutic, antiscorbutique, vitamine C
antiseptic, antiseptique
antiserum, antisérum
antispasmodic, antispasmodique
antithrombin, antithrombine
antithyroid, antithyroïdien
antitoxin, antitoxine
antivenin, antivenin
antrotomy, antrotomie
antrum, antre, sinus
anuria, anurie
anus, anus
anxiety, anxiété
- **neurosis**, névrose d'angoisse
anxious, anxieux
aorta, aorte
aortic, aortique
- **enlargment**, déroulement aortique
- **insufficiency**, insuffisance aortique
- **stenosis**, rétrécissement aortique
- **valve**, valve aortique
aortitis, aortite
apathy, apathie
aperient, laxatif
aperistalsis, apéristaltisme
apex, sommet
- **beat**, choc de pointe
- **of heart**, pointe du cœur
Apgar's score, cotation d'Apgar
aphagia, aphagie
aphakia, aphakie
aphasia, aphasie
aphid, puceron
aphonia, aphonie
aphrodisiac, aphrodisiaque
aphta, aphte
aphtous stomatitis, stomatite aphteuse, aphtes buccaux
apicectomy, excision de la pointe de la racine d'une dent
aplasia, aplasie
aplastic anemia, anémie aplasique
apnea, apnée
apocrine gland, glande apocrine
aponeurosis, aponévrose
apophysis, apophyse
apoplexy, apoplexie
apparatus, appareil
appearence, aspect, apparence
appendicectomy, appendicectomie
appendicitis, appendicite
appendix, appendice
apperception, aperception
appetite suppressant, anorexigène
appliance, appareil
application, application, demande de canditature
applicator, applicateur
appointment, rendez-vous
approach, abord, conduite à tenir
apraxia, apraxie
apron, tablier
apt, apte, enclin
aptitude, aptitude
aptyalism, aptyalisme

awakening, réveil
aware, au courant de
awareness, prise de conscience, vécu, vigilance
awkward, maladroit
axilla, aisselle
axillary, axillaire
axis, axe
axon, axone
axonotmesis, axonotmésis
azoospermia, azoospermie
azotemia, azotémie
azoturia, azoturie

B

baby-scale, pèse-bébé
bacillary, bacillaire
bacilluria, bacillurie
bacillus, bacille
back, dos
backbone, colonne vertébrale
background, fond, antécédents
back-rest, dossier
back up, sauvegarde
backwards, en arrière
bacteria, bactéries
bacteriemia, bactériémie
bacterial, bactérien
bactericidal, bactéricide
bacteriology, bactériologie
bacteriolytic, bactériolytique
bacteriophage, bactériophage
bacteriostatic, bactériostatique
bacterium, bactérie
bacteriuria, bactériurie
bag, sac
bagassosis, bagassose
BAL, dimercaprol
balance, bilan, équilibre
balanitis, balanite
bald, chauve
baldness, calvitie, alopécie
ballooning, ballonnement
ballottement, ballottement
balm, baume
balneology, thermalisme
balsam, baume
band, bande, bandelette
bandage, bandage
banding, cerclage
bar, bar, barre
Barbados leg, éléphantiasis
barber's itch, sycosis trichophytique
bare, nu
barium enema, lavement baryté
 – meal, repas baryté
barorecepteur, barorécepteur
barrier, barrière
bartholinitis, bartholinite
basal, basal
 – ganglia, noyaux gris centraux
 – metabolic rate, métabolisme basal
base, base
basic, basique, fondamental
 – life support, assistance cardiorespiratoire
basilar, basilaire
basilic vein, veine basilique
basin, bassin, cuvette
basis, base, fondement
basophil, basophile
basophilic, basophile
bath, bain
battered baby syndrome, syndrome de Silverman
battery, pile électrique
bead, goutte, perle, grain
beak, bec
 – shaped osteophyte, bec de perroquet
beam, faisceau de particules.
bearing down, efforts expulsifs
beat, battement, pulsation
beclouded dementia, confusion sénile
bed, lit
bedbug, punaise de lit
bedclothes, literie
bedpad, alèze
bedpan, bassin de lit
bedridden, grabataire
bedwetting, énurésie, incontinence nocturne
bedsore, escarre de décubitus
behavior, comportement

to bend : plier

– **disorder**, trouble du comportement
behaviorism, behaviorisme
belching, éructation
belly, ventre
below, dessous
belt, ceinture
bend, courbe
bends, maladie des caissons
benign, bénin
berylliosis, bérylliose
bestiality, bestialité
beta, bêta
– **blocker**, bêta-bloquant
bewilderment, désorientation
beyond, au-delà
bezoar, bézoard
biceps, biceps
– **reflex**, réflexe bicipital
bicornuate, bicorne
bicuspid, bicuspide
– **valve**, valve mitrale
bifid, bifide
bifocal spectacles, lunettes correctrices bifocales
bifurcate, bifurqué
bifurcate ligament, ligament de Chopart
bigeminal pulse, pouls bigéminé
bilateral, bilatéral
bile, bile
– **duct**, canal biliaire
– **pigment**, pigment biliaire
– **salts**, sels biliaires
Bilharzia, Schistosoma
biliary, biliaire
bilious, bilieux
bilirubine, bilirubine
biliverdine, biliverdine
biluria, biliurie
bimanual, bimanuel
binary fission, scissiparité
binaural, biauriculaire
binding, liaison, fixation
binocular, binoculaire
binovular, biovulé
bioessay, essai biologique, dosage
biochemistry, biochimie
biofeedback, rétroaction
biogenesis, biogenèse
biology, biologie
biometry, biométrie
biophysics, biophysique
biopsy, biopsie
biosynthesis, biosynthèse
biotin, biotine
bipolar lead, dérivation bipolaire ou périphérique
birth, naissance
– **control**, limitation des naissances
– **mark**, naevus, envie
– **rate**, taux de natalité
bisexual, bisexué
bistoury, bistouri
bit, morceau
bite, morsure, piqûre
bitter, amer
black, noir
blackhead, comédon
blackwater fever, fièvre bileuse hémoglobinurique
bladder, vessie, vésicule
– **gall-**, vésicule biliaire
– **urinary-**, vessie
blade, lame
bland, doux, stérile, bénin
blank, trou de mémoire
blast cell, blastocyte
– **injury**, lésion par souffle
blastomycosis, blastomycose
bleach, décolorant
bleaching water, eau de Javel
bleb, bouton, pustule
bleeder, hémophile
bleeding time, temps de saignement
blend, mélange
blennorrhea, blennorrhée
blepharitis, blépharite
blepharospasm, blépharospasme
blind, aveugle

– loop syndrome, syndrome de l'anse borgne
– spot, tache aveugle
– test, méthode à l'insu
blindness, cécité
blinking, clignotement, clignement
blister, ampoule, vésicule, cloque
block, bloc, blocage
blood, sang
– bank, banque de sang
– brain barrier, barrière hématoméningée
– cast, cylindre hématique
– cell, globule
– clot, caillot sanguin
– cells count, hémogramme
– disease, hémopathie
– flow, débit sanguin
– glucose, glycémie
– grouping, groupage sanguin
– letting, saignée
– pressure, pression artérielle, de pression sanguine
– sedimentation rate, vitesse de sédimentation
– type, groupe sanguin
– urea, urémie
– volume, volume sanguin, volémie
blot, tache
blow one's nose, se moucher
blue line, ligne bleue gingivale
– sclera, sclérotiques bleues
blunt, émoussé, contondant
blush, rougir
board, carte, tableau
body, corps, corpuscule, organisme
– image, schéma coporel
– surface, surface corporelle
– weight, poids corporel
boil, clou, furoncle
boiling, ébullition
bolus, bol
bond, liaison, pont
bone, os
– age, âge osseux
– graft, greffe osseuse
– marrow, moelle osseuse
– marrow puncture, prélèvement de moelle osseuse
– setter, rebouteux
boost, accelerer
booster dose, injection de rappel
border, bord, bordure
borderline, limite
bore, ennui
born, né
boss, bosse
bottle, bouteille, biberon
– fed, nourri au biberon
botulism, botulisme
bougie, bougie
bougienage, dilatation par bougies
bound, lié
bout, accès, poussée
bowel, intestin
– disorder, trouble intestinal
bowleg, jambe arquée, genu varum
bra, soutien-gorge
brace, attelle, appareil orthopédique
brachial, brachial
– artery, artère brachiale
– plexus, plexus brachial
– neuralgia, névralgie brachiale
brachium, bras
– cerebelli, pédoncules cerebelleux
brachycephaly, brachycéphalie
bradycardia, bradycardie
bradykinin, bradykinine
brain, cerveau, encéphale
– death, coma dépassé
– stem, tronc cérébral
branch, branche
branchial, branchial
brass, laiton
break, cassure, fracture
breakdown, décomposition, rupture

cardiomyopathy, cardiomyopathie
cardiopathy, cardiopathie
cardiospasm, cardiospasme
cardiovascular, cardiovasculaire
carditis, cardite
care, soin
– **after-**, surveillance des convalescents
– **follow up-**, soin post-hospitalier
– **intensive-**, réanimation
carer, soignant
caries, carie
carina, carène
carneous, carné, charnu
carotene, carotène
carotid, carotide
– **body**, glomus carotidien
– **sinus syncope**, syncope par hyperexcitabilité du sinus carotidien
carpal tunnel syndrome, syndrome du canal carpien
carpometacarpal, carpométacarpien
carpopedal spasm, spasme carpopédal
carpus, carpe
carriage, portage
carrier, porteur
cartridge, cartouche
caruncle, caroncule
– **lacrimal-**, caroncule lacrymale
– **urethral-**, caroncule urétrale
case history, antécédents
– **finding**, dépistage
– **report**, cas publié
– **taking**, observation
casein, caséine
Casoni's test, intradermo-réaction de Casoni
cassava, manioc
cast, cylindre, moule, plâtre
casting tape, bande plâtrée
castor bean, ricin
castration, castration
casual, fortuit
casualty, accidenté, blessé, victime
– **department**, service des urgences
casuistics, casuistique, statistiques
cat scratch fever, lymphoréticulose bénigne d'inoculation
catabolism, catabolisme
catalepsy, catalepsie
catalyst, catalyseur
cataphoresis, cataphorèse
cataplexy, cataplexie
cataract, cataracte
catarrh, catarrhe
catatonia, catatonie
catharsis, catharsis
cathartic, cathartique
catheter, cathéter, sonde
catheterism, cathétérisme
cation exchange resin, résine échangeuse de cations
cauda equina, queue de cheval
caudal analgesia, analgésie sacrée
caudate, caudé
caul, coiffe
causative, causal
caustic, caustique
cautery, cautère
caution, prudence
cautious, prudent
cavernous nevus, angiome caverneux
– **sinus**, sinus caverneux
cavitation, caverne
cavity of pelvis, cavité pelvienne
cecum, cæcum
celiac, cœliaque
celioscopy, cœlioscopie
cell, cellule, élément
– **body**, corps cellulaire
– **membrane**, membrane cellulaire
– **wall**, paroi cellulaire
cellulitis, cellulite
cellulose, cellulose

center, centre
centigrade, centigrade
centimetre (cm), centimètre
central nervous system (CNS), système nerveux central (SNC)
centrifugal nerve fibre, fibre nerveuse centrifuge
centrifuge, centrifugeuse
centripetal, centripète
centromere, centromère
centrum, centre
cephalic, céphalique
cephalocele, céphalocèle
cephalometry, céphalométrie
cercaria, cercaire
cerebellum, cervelet
cerebral, cérébral
  – palsy, infirmité motrice cérébrale
cerebration, cérébration, pensée
cerebrospinal fluid (CSF), liquide céphalorachidien (LCR)
cerebrovascular accident, accident vasculaire cérébral
cerebrum, cerveau
cerumen, cérumen
cervical, cervical
cervicectomy, cervicectomie
cervicitis, cervicite
cervix uteri, col de l'utérus
cestode, cestode
chain, chaîne
chair, chaise
challenge, défi
chamber, chambre, cavité
chance, hasard
chancre, chancre
chancroid, chancroïde
change, modification, remaniement
channel, canal
chap, gerçure
charge, charge, prix à payer
  – woman, femme de ménage
charity, organisme humanitaire
chart, graphique, schéma
check, vérification
  – for, vérifier
  – up, bilan, examen de routine
cheek, joue
cheilitis, chéilite
cheiloplasty, chéiloplastie
chelating agent, chélateur
chemistry, chimie
  – cupboard, armoire à pharmacie
chemoreceptor, chémorécepteur, chimiorécepteur
chemosis, chémosis
chemotaxis, chimiotactisme
chemotherapy, chimiothérapie
chemotropism, chimiotropisme
chest, poitrine, thorax
  – film, cliché thoracique
  – wall, paroi thoracique
chew, mâcher
chiasma, chiasma
chiasma opticum, chiasma optique
chickenpox, varicelle
chilblain, engelure
child, enfant
childbirth, accouchement
childhood, enfance
chill, frisson
chimera, chimère
chin, menton
chip, puce
chiropodist, pédicure
chiropractic, chiropraxie
chiropractor, chiropracteur
chlamydiosis, chlamydiase
chloasma, chloasma
  – gravidarum, masque de grossesse
chloride, chlorure
chloroform, chloroforme
chloroma, chlorome
choanae, choanes
choice, choix
choke, s'étrangler
cholagogue, cholagogue

Clumsiness : maladresse

cholangiogram, cholangiogramme
cholangitis, angiocholite
cholemia, cholémie
cholecystectomy, cholécystectomie
cholecystenterostomy, cholécystenstérostomie
cholecystitis, cholécystite
cholecystography, cholécystographie
cholecystolithiasis, cholécystolithiase
cholecystostomy, cholécystostomie
choledocholithotomy, cholédocholithotomie
choledochotomy, cholédochotomie
cholelithiasis, cholélithiase
cholera, choléra
cholesteatoma, cholestéatome
cholesterol, cholestérol
cholinergic, cholinergique
cholinesterase, cholinestérase
choluria, cholurie
chondralgia, chondrodynie
chondriome, chondriome
chondritis, chondrite
chondroma, chondrome
chondromalacia, chondromalacie
chondrosarcoma, chondrosarcome
chorda, chorde, cordon
chordee, chordée
chorditis, chordite
chorea, chorée
chores, travaux ménagers
chorion, chorion
chorionic villus, villosité chorionique
choroid, choroïde
choroiditis, choroïdite
choroidocyclitis, choroïdocyclite
christian name, prénom
chromatin, chromatine
chromatography, chromatographie
chromatosis, pigmentation anormale
chromophobe adenoma, adénome chromophobe
chromosome, chromosome
chronic, chronique
chyle, chyle
chylomicron, chylomicron
chylous, chyleux, chylifère
chyme, chyme
cicatricial, cicatriciel
cicatrix, cicatrice
cilia, cils
ciliary body, corps ciliaire
ciliated epithelium, épithélium cilié
cinchonism, quinquinisme
circa, autour
circadian, circadien
circinate, circiné
circulation, circulation
circumcision, circoncision
circumflex nerve, nerf circonflexe
circumscribed, circonscrit
cirrhosis, cirrhose
cirsoid, cirsoïde
cistern, citerne
cisterna magna, grande citerne cérébrale
cisternal puncture, ponction cisternale
citric acide cycle, cycle de l'acide citrique, cycle de Krebs
claim, réclamer
clamp, clamp, pince
clap, claquement
clapping, percussion thoracique
clasp knife reflex, réflexe du canif
class, classe
claudication, claudication
claustrophobia, claustrophobie
clavicle, clavicule
clavus, clou, cor, tubercule

distal, distal
distichiasis, distichiase
distillation, distillation
distress, souffrance, détresse
distribution, répartition
disturbance, trouble, perturbation
disuse, non utilisation, abandon
diuresis, diurèse
diuretic, diurétique
diurnal, diurne
diver's paralysis, maladie des caissons
diverticulitis, diverticulite
diverticulosis, diverticulose
diverticulum, diverticule
diving, plongée
divisible, sécable
division, division
dizygotic twins, jumeaux hétérozygotes
dizziness, éblouissement, étourdissement
DNA, ADN
dolor, douleur
dominant, dominant
donor, donneur
dopa reaction, dopa-réaction
dopamine, dopamine
dope, dopant
doping, dopage
dorsal, dorsal
  – **root**, racine dorsale
dorsiflexion, dorsiflexion
dorsum, dos
dosage, posologie
dose, dose, posologie
dot, point, tâche
double-blind trial, essai en double aveugle
Down's syndrome, mongolisme, trisomie 21
drag, traîner
drain, mèche, drain
drainage tube, drain
dramatic, spectaculaire
drastic, énergique, radical
draught, potion
drawback, inconvénient
drawning, dessin
drawsheet, alèse
dream, rêve
drench, tremper
dressing, pansement
dribble, bave
drill, foret, perforateur
drink, boire
drinking water, eau potable
drip, goutte-à-goutte
drive, conduite, pulsion, lecteur
drop, goutte
  – **by drop**, goutte-à-goutte
droplet infection, infection par aérosol
dropper, compte-goutte
dropsy, hydropisie
drought, sécheresse
drowning, noyade
drowsiness, somnolence
drowsy, somnolent
drug, médicament
  – **addiction**, toxicomanie
  – **dependance**, pharmacodépendance
  – **eruption**, toxidermie
  – **fast**, résistance aux médicaments
  – **reaction**, réaction médicamenteuse
  – **related**, médicamenteux
drunkenness, ébriété
dry, sec
  – **ice**, neige carbonique
dryer, séchoir
drying stove, étuve
duct, canal, conduit
ductless gland, glande endocrine
ductus, canal
  – **arteriosus**, canal artériel
dull, lent, lourd, sourd, débile
dumb, muet
dumping syndrome, dumping syndrome, syndrome de chasse

duodenal, duodénal
duplication, duplication, dédoublement
dura mater, dure-mère
dust, poussière
duty, devoir
dwarf, nain
dye, colorant
dying, mourant
dysarthria, dysarthrie
dyschezia, dyschésie
dyschondroplasia, dyschondroplasie
dyscoria, dyscorie
dysdiadocokinesia, dysdiadococinésie
dysentery, dysenterie
dysesthesia, dysesthésie
dysfunction, dysfonctionnement
dyskinesia, dyskinésie
dyslalia, dyslalie
dyslexia, dyslexie
dysmenorrhea, dysménorrhée
dysostosis, dysostose
dyspareunia, dyspareunie
dyspepsia, dyspepsie
dysphagia, dysphagie
dysplasia, dysplasie
dyspnea, dyspnée
dystocia, dystocie
dystrophy, dystrophie
dysuria, dysurie

E

eager, curieux de savoir
ear, oreille
- **ache**, otalgie
- **bone**, osselet
- **drum**, tympan
- **wax**, cérumen

early, précoce
earth, terre
ease from pain, soulagement
ebriety, ivresse
ecchondroma, ecchondrome
ecchymosis, ecchymose
Echinococcus, échinocoque
echocardiography, échocardiographie
echolalia, écholalie
eclampsia, éclampsie
ecmnesia, amnésie antérograde
ecology, écologie
ectasia, ectasie
ectoderm, ectoderme
ectogenous, exogène
-ectomy, -ectomie
ectopic, ectopique
- **pregnancy**, grossesse extra-utérine

ectrodactylia, ectrodactylie
eczema, eczéma
edema, œdème
edematous, oedémateux
edge, bord
editor, rédacteur en chef
EDTA, EDTA (acide éthylène diamine tetra acétique)
effect, effet, action, influence
- **adverse -**, effet indésirable
- **after-**, séquelle
- **side-**, réaction secondaire

effective, efficace
effector, effecteur
efferent, efférent
effervescent, effervescent
efficiency, efficacité, rendement
efficient, efficace
effleurage, effleurage
effluent, écoulement polluant
effort, effort
- **angina**, angor d'effort
- **syndrome**, asthénie neurocirculatoire

effusion, effusion, épanchement
e.g., par exemple
egg, œuf
egocentric, égocentrique
ejaculation, éjaculation
elastic, élastique
elastin, élastine
elastosis, élastose
elation, exaltation
elbow, coude
elderly, personne âgée
elective, programmé
electrocardiogram (ECG), électrocardiogramme (ECG)
electrocardiophonography, électrophonocardiographie
electroconvulsive therapy, électrochoc
electrode, électrode
electroencephalogram (EEG), électroencéphalogramme (EEG)
electrolysis, électrolyse
electrolyte, électrolyte
electromagnetic, électromagnétique
electromotive force, force électromotrice
electromyography (EMG), électromyographie, (EMG)
electron, électron
- **microscopy**, microscopie électronique

electrophoresis, électrophorèse

electroretinogram, électrorétinogramme
elephantiasis, éléphantiasis
element, élément
elimination, élimination
elixir, élixir
elusive, insaisissable
elution, élution
embolectomy, embolectomie
embolism, embolie
embolus, embole
embryo, embryon
embryology, embryologie
embryoma, embryome
embryopathy, embryopathie
embryotome, embryotome
embryotomy, embryotomie
emergency, urgence
emesis, vomissement
emetic, émétique
emiction, miction
eminence,éminence
emission, émission
emmetropia, emmétropie
emollient, émollient
emotion, émotion
empathy, empathie
emphasis, accent
emphysema, emphysème
empiricism, empirisme
empty, vide
empyema, empyème
emulsion, émulsion
enamel, émail
enarthrosis, énarthrose
encephalic, encéphalique
encephalitis, encéphalite
encephalocele, encéphalocèle
encephalography, encéphalographie
encephalomacia, encéphalomacie
encephalomyelitis, encéphalomyélite
encephalon, encéphale
encephalopathy, encéphalopathie
enchondroma, enchondrome
encopresis, encoprésie
encysted, enkysté
end, bout, terminaison
– **organ**, terminaison d'un nerf afférent
– **plate**, plaque motrice
– **point**, critère de jugement
– **stage**, terminal
endarteritis, endartérite
endemic, endémique
ending, terminaison
endocarditis, endocardite
endocervicitis, endocervicite
endocrine, endocrine
endocrinology, endocrinologie
endoderm, endoderme
endogenous, endogène
endolymph, endolymphe
endometrioma, endométriome
endometriosis, endométriose
endometritis, endométrite
endometrium, endomètre
endoneurium, endonèvre
endoplasmic reticulum, réticulum endoplasmique
endorphin, endorphine
endoscope, endoscope
endothelioma, endothéliome
endotoxin, endotoxine
endotracheal, endotrachéal
endow, doter
enema, lavement
energy, énergie
– **balance**, bilan énergétique
– **output**, dépense d'énergie
enervating, amollissant, énervant
enhancement, augmentation
enkephalin, encéphaline
enlargement, augmentation de volume
enophthalmos, énophtalmie
enostosis, énostose
ensiform cartilage, appendice xiphoïde

ENT (ear-nose-throat), ORL (oto-rhinolaryngologie)
enterectomy, entérectomie
enteric, entérique, intestinal
- **feeding**, alimentation parentérale
- **fever**, fièvre typhoïde
enteritis, entérite
enterobiasis, oxyurose
enterocele, entérocèle
enterococcus, entérocoque
enterocolitis, entérocolite
enterokinase, entérokinase
enterolith, entérolithe
enteroptosis, entéroptose
enterostenosis, entérosténose
enterotomy, entérotomie
entrance, entrée, admission
enucleation, énucléation
enuresis, énurésie
environment, environnement, milieu ambiant
enzyme, enzyme
eosin, éosine
eosinophil, éosinophile
eosinophilia, éosinophilie
ependyma, épendyme
ependymoma, épendymome
ephedrine, éphédrine
ephelis, éphélide, tache de rousseur
epiblepharon, épiblépharon
epicardium, épicarde
epicondyle, épicondyle
epicondylitis, épicondilite, tennis elbow
epicranium, épicrâne
epidemic, épidémie, épidémique
epidemiology, épidémiologie
epidermis, épiderme
epidermolysis, épidermolyse
epidermophytosis, épidermophytose
epididymitis, épididymite
epididymo-orchitis, orchi-épididymite
epidural, épidural
- **analgesia**, anesthésie péridurale
- **hematoma**, hématome extradural
epigastrium, épigastre
epiglottis, épiglotte
epilation, épilation
epilepsy, épilepsie
epileptic crisis, seizure, crise d'épilepsie
epileptiform, épileptiforme
epileptogenic, épileptogène
epileptogenous, épileptogène
epimenorrhea, polyménorrhée
epinephrine, adrénaline
epineurium, épinèvre, périnèvre
epiphysis, épiphyse
- **cerebri**, glande pinéale
epiphysitis, épiphysite
epiploon, épiploon
episcleritis, épisclérite
episiotomy, épisiotomie
epistaxis, épistaxis
epithelial, épithélial
- **cast**, cylindre épithélial
epithelioma, épithéliome
epithelium, épithélium
epithrochlea, épitrochlée
equilibrium, équilibre
equine gait, steppage
erasion, éraflement
erect, droit, debout
erectile, érectile
erector, érecteur
- **spinal muscles**, muscles spinaux
ergograph, ergographe
ergometer, ergomètre
ergonomy, ergonomie
ergosterol, ergostérol
ergotism, ergotism
erosion, érosion
erotic, érotique
error, erreur
- **standard-**, erreur-type

eructation, éructation
eruption, éruption
erysipelas, érysipèle
erysipeloid, érysipéloïde
erythema, érythème
– **multiforme**, érythème polymorphe
– **nodosum**, érythème noueux
erythroblast, érythroblaste
erythroblastosis fetalis, érythroblastose fœtale
erythrocyanosis, érythrocyanose
erythrocyte, érythrocyte
– **sedimentation rate**, vitesse de sédimentation
erythrocytopenia, érythrocytopénie
erythrocytosis, érythrocytose
erythroderma, érythrodermie
erythropoiesis, érythropoïèse
escape, échappement
eschar, escarre
eserine, ésérine
esophageal, œsophagien
esophagectomy, œsophagectomie
esophagitis, œsophagite
esophagoscopy, œsophagoscopie
esophagus, œsophage
esoteric, ésotérique
esotropia, ésotropie
essentiae, essence
essential, essentiel
estrogen, œstrogène
ethanol, alcool éthylique
ethics, éthique
ethmoid, ethmoïde
ethnology, ethnologie
ethylism, énolisme, éthylisme
etiology, étiologie
eugenics, eugénie
eunuch, eunuque
euphoria, euphorie
euploid, euploïde
euthanasia, euthanasie
evacuation, évacuation
evaporation, évaporation
evening, soir
event, événement, fait
eventration, éventration
eversion, éversion
every other day, tous les deux jours
evidence, preuve, mise en évidence
evisceration, éviscération
evoked potential, potentiel évoqué
evolution, évolution
evulsion, évulsion
exacerbation, exarcerbation
exam sheet, drap d'examen
examination, examen
exanthema, exanthème
excess, excès
exchange transfusion, exsanguino-transfusion
excipient, excipient
excision, excision
excisional biopsy, biopsie-exérèse
excitability, excitabilité
excitement, agitation
excoriation, excoriation
excrement, excrément
excreta, excreta
exenteration, exentération
exercise, exercice, effort
– **test,** test d'effort
exfoliation, exfoliation
exfoliative cytology, cytologie exfoliative
exhaust fumes, gaz d'échappement
exhausted, épuisé
– **pipe**, pot d'échappement
exhibitionism, exhibitionnisme
exhumation, exhumation
exogenous, exogène
exomphalos, exomphalos
exostosis, exostose
exotoxin, exotoxine

expandable, extensible
expansion, expansion, ampliation
expect, attendre
expectorant, expectorant
expectoration, expectoration
expenditure, dépense
experiment, expérience
experimental, expérimental
expiratory flow rate, débit expiratoire
– reserve volume, volume de réserve expiratoire
expiry date, date de péremption
exploration, exploration, examen
exposure, exposition
expression, expression
expulsion, expulsion
– of placenta, délivrance
exsanguinate, exsangue
extended, étendu, prolongé
extension, extension
extensor, extenseur
external, externe
– oblique muscle, muscle grand oblique de l'abdomen
extirpate, extirper
extracapsular, extracapsulaire
extracellular, extracellulaire
extract, extrait
extrapyramidal tract, voie extrapyramidale
extrasystole, extrasystole
extrauterine gestation, grossesse extra-utérine
extravasation, extravasation
extremity, extrémité
extrinsic, extrinsèque
extrovert, extroverti
exudate, exsudat
exudation, exsudation
eye, œil
eyeball, globe oculaire
eyebrow, sourcil
eyedrop, collyre
eyelash, cil
eyelid, paupière
eyetooth, dent canine

fluctuation, fluctuation
fluid, liquide
fluke, trématode, douve
fluoresceine, fluorescéine
fluorescent screen, écran fluorescent
fluoridation, fluoration
fluorine, fluor
fluoroscopy, fluoroscopie
flush, rougeur, bouffée de chaleur
flutter, flutter, palpitation
flux, flux
fluxion, fluxion
fly, mouche
flying squad, antenne de réanimation
foam, mousse
focus, foyer
focusing, mise au point
fold, repli
folic acid, acide folique
follicle, follicule
– **stimulating hormone (FSH)**, hormone folliculostimulante (FSH)
follicular keratosis, phrynodermie
follow-up, suivi
fontanelle, fontanelle
food, nourriture, aliment
– **intake**, ration alimentaire
– **poisoning**, intoxication alimentaire
– **stuff**, denrée alimentaire
foot, pied
– **and mouth disease**, fièvre aphteuse
– **drop**, pied tombant
foramen, orifice, foramen
– **magnum**, trou occipital
– **ovale**, trou de Botal
force, force
forced expiratory volume/second (FEVs), volume expiratoire maximum/seconde (VEMS)
forceps, pince, forceps
forearm, avant-bras
– **crutch**, canne anglaise
forebrain, cerveau antérieur
forecast, prévision
forefather, aïeul
forehead, front
foreign body, corps étranger
forensic, juridique, légal
– **medicine**, médecine légale
foreskin, prépuce
form, forme, formulaire
– **to fill**, questionnaire à remplir
formication, fourmillement
formula, ordonnance
formulary, formulaire
formulation, forme galénique
fornix, fornix, trigone
forwards, en avant
fossa, fosse
foster parents, parents nourriciers
fostering, mise en nourrice
fovea, fovea
fowl, volaille
fraction, fraction
fracture, fracture
– **simple-**, fracture fermée
fragilitas ossium, fragilité osseuse
fragility, fragilité
framboesia, pian
frame, cadre
framework, cadre, structure
freckle, tache de rousseur
free, libre
– **fat acid**, acide gras libre
– **water**, eau libre
freeze-drying, lyophilisation
freezing, congélation
fremitus, frémissement
frenum, frein
frequency, fréquence
fresh, frais
freudian, freudien
friction, friction
– **sound**, frottement
frigidity, frigidité
frog, grenouille

front, devant, front
frontal, frontal
 – **bone**, os frontal
 – **sinus**, sinus frontal
frost, givre
frostbite, gelures
frothy, écumeux
frozen shoulder, épaule gelée, bloquée
fructose, fructose
fructosuria, fructosurie
FTA-test, test aux anticorps tréponémiques fluorescents (test FTA)
full, plein, complet
 – **term**, à terme
fulminating, foudroyant
fumes, émanations, vapeurs
fumigation, fumigation
function, fonction
functional disorder, trouble fonctionnel
fundamental, fondamental
fundus, fond, fundus
fungicide, fongicide
fungus, champignon
funiculitis, funiculite
funnel chest, thorax en entonnoir
funnybone, « petit juif »
furuncle, furoncle
furunculosis, furonculose
fusiform, fusiforme

granulation tissue, bourgeon charnu
granule, granule
granulocyte, granulocyte
granuloma, granulome
granulomatosis, granulomatose
graph, graphe
grasping, préhension, agrippement
gravel, gravier
Grave's disease, maladie de Basedow
gravid, gravide, enceinte
gravity, gravité, poids
gray matter, substance grise
greenstick fracture, fracture en bois vert
grid, grille
grim, péjoratif
grip, poigne
– **strength**, force de préhension
gripe, coliques
grippe, grippe
groan, gémir
groin, aine
grommet, yoyo
groove, gouttière, sillon
grooved director, sonde cannelée
gross, macroscopique
ground floor, rez-de-chaussée
group, groupe
growing pain, douleur de croissance
grown up, adulte
growth, croissance
– **rate**, taux de croissance
guaiacum, résine de gaiac
guardianship, curatelle
guideline, recommandation
guineapig, cobaye
guineaworm, filaire de Médine, ver de Guinée
gullet, œsophage
gum, gencive
gumboil, abcès gingival
gumma, gomme
gurgling, gargouillement
gustatory, gustatif
gut, intestin
gynecology, gynécologie
gynecomastia, gynécomastie
gyrus, circonvolution, pli

H

hability, responsabilité
habit, habitude
hair, cheveu, poil
- **ball**, trichobézoard
- **cell**, cellule ciliée
- **follicle**, follicule pileux

hairy, poilu, velu
half, moitié, demi
- **bred**, métis
- **cast**, métisse
- **life**, demi-vie, période

halitosis, halitose
hallucination, hallucination
hallucinogen, hallucinogène
hallux, orteil, hallux
halogen, halogène
ham, jarret
hamartoma, hamartome
hamate bone, os crochu du carpe
hammer toe, orteil en marteau
hand, main
handicapped, handicapé
handkerchief, mouchoir
handling, manipulation
handrim wheelchair, fauteuil roulant à main courante
hanging, pendaison
hangnail, envie de l'ongle
haploid, haploïde
hapten, haptène
harassing, harcèlement
hard disk, disque dur
- **ware**, matériel informatique

hardening, durcissement
harelip, bec de lièvre
harmful, nocif
harmstring, ischiojambier,
harsh, agressif, important, rude, sévère
hashishism, cannabisme
hay fever, rhume des foins
hazard, risque
hazardous, dangereux
head, tête
headache, céphalée
headline, titre
healing, cicatrisation, guérison
health, santé
healthy, bien portant
heart, cœur
- **beat**, battement cardiaque
- **block**, bloc cardiaque
- **burn**, brûlures gastriques
- **disease**, cardiopathie
- **failure**, insuffisance cardiaque
- **lung machine**, cœur-poumon artificiel
- **murmur**, souffle cardiaque
- **rate**, fréquence cardiaque
- **second-sound**, deuxième bruit cardiaque
- **sounds**, bruits du cœur

heat, chaleur
- **exhaustion**, épuisement par la chaleur
- **loss**, perte de chaleur
- **stroke**, coup de chaleur

heavy, lourd
hebephrenia, hébéphrénie
Heberden's node, nodosité d'Heberden
hectic, fiévreux
hedonism, hédonisme
heel, talon
- **bone**, calcanéum
- **to-knee test**, épreuve talon-genou

height, hauteur, taille
hela cell, cellule hela
heliotherapy, héliothérapie
helium, hélium
helix, hélice, hélix
helminth, helminthe

helminthagogue, anthelminthique
helminthiasis, helminthiase
helminthology, helminthologie
help, aide
helpful, utile
hem, hème
hemagglutinin, hémagglutinine
hemangioma, hémangiome
hemarthrosis, hémarthrose
hematemesis, hématémèse
hematin, hématine
hematinic, hématinique
hematocele, hématocèle
hematocolpos, hématocolpos
hematocrit, hématocrite
hematology, hématologie
hematome, hématome
hematometra, hématomètre
hematomyelia, hématomyélie
hematoporphyrin, hématoporphyrine
hematosalpinx, hématosalpinx
hematoxylin, hématoxyline
hematozoa, hématozoaire
hematuria, hématurie
hemeralopia, héméralopie
hemianopsia, hémianopsie
  – bitemporal, hémianopsie bitemporale
hemiatrophy, hémiatrophie
hemiballismus, hémiballisme
hemicolectomy, hémicolectomie
hemicrania, hémicrânie
hemiparesia, hémiparésie
hemiplegia, hémiplégie
hemisphere, hémisphère
hemizygous, hémizygote
hemochromatosis, hémochromatose
hemoconcentration, hémoconcentration
hemocytometre, hémocytomètre
hemodialysis, hémodialyse
hemoglobin, hémoglobine
hemoglobinometer, hémoglobinomètre
hemoglobinuria, hémoglobinurie
hemolysin, hémolysine
hemolysis, hémolyse
hemolytic, hémolytique
  – anemia, anémie hémolytique
hemopericardium, hémopéricarde
hemoperitoneum, hémopéritoine
hemophilia, hémophilie
hemophiliac, hémophile
hemophilic arthropathy, arthropathie des hémophiles
hemophthalmia, hémophtalmie
hemopoiesis, hémopoïèse
hemopoietin, hémopoïétine
hemoptysis, hémoptysie
hemorrhage, hémorragie
hemorrhoidectomy, excision des hémorroïdes
hemorrhoids, hémorroïdes
hemostasis, hémostase
hemostatic, hémostatique
hemothorax, hémothorax
Henoch's purpura, purpura rhumatoïde
hepar, foie
heparine, héparine
hepatectomy, hépatectomie
hepatic, hépatique
  – cell, hépatocyte
  – ducts, voies biliaires
hepatitis, hépatite
hepatization, hépatisation
hepatocele, hépatocèle
hepatolenticular, hépatolenticulaire
hepatoma, hépatome
hepatomegaly, hépatomégalie
hepatosplenomegaly, hépatosplénomégalie
hereditary, héréditaire
heredity, hérédité
hermaphrodite, hermaphrodite

hermetic, hermétique
hernia, hernie
hernioplasty, hernioplastie
herniorrhaphy, herniorraphie
herniotomy, herniotomie
heroin, héroïne
herpangine, herpangine, angine herpétiforme
herpes corneae, kératite herpétique
 – simplex, herpès
 – zoster, zona
herpetic, herpétique
herpetiform, herpétiforme
heterogenous, hétérogène
heterograft, hétérogreffe
heterologous, hétérologue
heterophoria, hétérophorie
heterotropia, hétérotropie
heterozygous, hétérozygote
hiatus, orifice, ouverture
 – hernia, hernie hiatale
hiccough, hoquet
hiccup, hoquet
hidradenitis, hidrosadénite
hidrosis, hidrose
high, élevé, haut
hilar, hilaire
hilum, hile
hind, postérieur
hindquarters, arrière-train
hip, hanche
 – bone, ischion, os iliaque
 – girdle, ceinture pelvienne
 – girth, tour de hanches
 – joint, articulation coxo-fémorale
hippocamp, hippocampe
hippocratic, hippocratique
hirsutism, hirsutisme
His bundle, faisceau de His
hissing, chuintement
histamine, histamine
histidine, histidine
histiocyte, histiocyte
histochemistry, histochimie
histogenesis, histogenèse
histology, histologie
histoplasmosis, histoplasmose
history, antécédents, signes fonctionnels
 – taking, interrogatoire
hives, urticaire
hoarse, enroué, rauque
hobnail liver, foie clouté
hole, trou
hollow, creux
home care, hospitalisation à domicile
homeopathy, homéopathie
homeostasis, homéostasie
homeothermal, homéotherme
homicide, homicide
homogeneous, homogène
homograft, homogreffe
homolateral, homolatéral
homologous, homologue
homosexuality, homosexualité
homozygous, homozygote
honey, miel
hook, crochet
hooklike, unciforme
hookworm, ankylostome
hordeolum, orgelet
hormone, hormone
horn, corne
horseshoe kidney, rein en fer à cheval
hospital, hôpital
host, hôte
hot, chaud
 -- flush, bouffée de chaleur
hourglass contraction, contraction en sablier
housemaid's knee, hyggroma prérotulien
housing, hébergement
huge, énorme
human, humain
 – immunodeficiency virus (HIV), virus du syndrome immunodéficitaire acquis (HIV)

humanized milk, lait maternisé
humerus, humérus
humidity, humidité
humor, humeur
 – aquosus, humeur aqueuse
hunchback, gibbosité
hunger, faim
hungerpain, faim douloureuse
hyaline, hyalin
hyaloid membrane, membrane hyaloïde
hybrid, hybride
hydarthrosis, hydarthrose
hydatid cyst, kyste hydatique
hydatiform mole, môle hydatiforme
hydratation, hydratation
hydrocarbon, hydrocarbure
hydrocele, hydrocèle
hydrocephalus, hydrocéphalie
hydrochloric acid, acide chlorhydrique
hydrochloride, chlorhydrate
hydrocortisone, hydrocortisone
hydrogen, hydrogène
hydrolysis, hydrolyse
hydrometer, hydromètre
hydrometra, hydrométrie
hydronephrosis, hydronéphrose
hydropathic, hydropathique
hydropericardium, hydropéricarde
hydroperitoneum, hydropéritoine
hydrophobia, hydrophobie
hydropneumothorax, hydropneumothorax
hydrops, hydropisie
 – fetalis, anasarque fœtoplacentaire
hydrosalpinx, hydrosalpinx
hydrotherapy, hydrothérapie
hydrothorax, hydrothorax
5-hydroxytryptamine (5-HT), 5-hydroxytryptamine (5-HT)
hygiene, hygiène
hygroma, hygroma
hygrometer, hygromètre
hygroscopic, hygroscopique
hymen, hymen
hymenotomy, hyménotomie
hyoid bone, os hyoïde
hyperacidity, hyperacidité
hyperactivity, hyperactivité
hyperalgesia, hyperalgésie
hyperbaric, hyperbarique
hyperbilirubinemia, hyperbilirubinémie
hypercalcemia, hypercalcémie
hypercapnia, hypercapnie
hyperchlorhydria, hyperchlorhydrie
hypercholesterolemia, hypercholestérolémie
hyperchromia, hyperchromie
hyperemia, hyperémie
hyperesthesia, hyperesthésie
hyperexcitability, hyperexcitabilité
hyperextension, hyperextension
hyperflexion, hyperflexion
hyperglycemia, hyperglycémie
hypergonadism, hypergonadisme
hyperhidrosis, hyperhidrose
hyperkalemia, hyperkaliémie
hyperkeratosis, hyperkératose
hyperkinesis, hyperkinésie
hyperlipemia, hyperlipémie
hyperlipoproteinemia, hyperlipoprotéinémie
hypermetropia, hypermétropie
hypermnesia, hypermnésie
hypermobility, hypermobilité
hypermyotonia, hypermyotonie
hypernatremia, hypernatrémie
hypernephroma, hypernéphrome
hyperonychia, hyperonychose
hyperostosis, hyperostose
hyperparathyroidism, hyperparathyroïdie
hyperphagia, hyperphagie
hyperphoria, hyperphorie

hyperpiesis, hypertension
hyperpituitarism, hyperpituitarisme
hyperplasia, hyperplasie
hyperpnea, hyperpnée
hyperpyrexia, hyperpyrexie
hypersecretion, hypersécrétion
hypersensitive, hypersensible
hypersensitivity, hypersensibilité
hypersplenism, hypersplénisme
hyperstimulation, hyperstimulation
hypertension, hypertension
hyperthermia, hyperthermie
hyperthymia, hyperthymie
hyperthyroidism, hyperthyroïdie
hypertonia, hypertonie
hypertonic, hypertonique
hypertrichosis, hypertrichose
hypertrophy, hypertrophie
hyperventilation, hyperventilation
hypervolemia, hypervolémie
hypnosis, hypnose
hypnotic, hypnotique
hypo-, hypo-
hypocalcemia, hypocalcémie
hypochlorhydria, hypochlorhydrie
hypochondriac, hypocondriaque
hypochondriasis, hypocondrie
hypochondrium, hypocondre
hypochromic, hypochrome
hypodermic, hypodermique
hypoesthesia, hypoesthésie
hypofibrinogenemia, hypofibrinémie
hypogastric, hypogastrique
hypogastrium, hypogastre
hypoglossal triangle, aile blanche interne
hypoglycemia, hypoglycémie
hypogonadism, hypogonadisme
hypokalemia, hypokaliémie
hypomania, hypomanie
hypomobility, hypomobilité
hyponatremia, hyponatrémie
hypoparathyroidism, hypoparathyroïdie
hypophoria, hypophorie
hypophosphatasia, hypophosphatasie
hypophosphatemia, hypophosphatémie
hypophysectomy, hypophysectomie
hypophysis, hypophyse
hypopiesis, hypotension
hypopituitarism, hypopituitarisme
hypoplasia, hypoplasia
hypoproteinemia, hypoprotéinémie
hypoprothrombinemia, hypoprothrombinémie
hypopyon, hypopion
hyposecretion, hyposécrétion
hypospadias, hypospadias
hypostasis, hypostase
hypotension, hypotension
hypothalamus, hypothalamus
hypothenar eminence, éminence hypothénar
hypothermia, hypothermie
hypothesis, hypothèse
hypothrombinemia, hypothrombinémie
hypothyroidism, hypothyroïdie
hypotonia, hypotonie
hypotonic, hypotonique
hypovitaminosis, hypovitaminose
hypoxia, hypoxie
hystera, utérus
hysterectomy, hystérectomie
hysteria, hystérie
hysterography, hystérographie
hysteromyomectomy, hystéromyomectomie
hysteropexy, hystéropexie
hysterosalpingography, hystérosalpingographie
hysterotomy, hystérotomie

I

iatrogenic, iatrogénique
ice, glace
ichthyosis, ichtyose
icterus, ictère
idea, idée
identical twins, jumeaux homozygotes
identification, identification
idiocy, idiotie
idiopathic, idiopathique
idiosyncrasy, idiosyncrasie
ileitis, iléite
ileocecal valve, valvule iléo-cæcale
ileocolitis, iléo-colite
ileocolostomy, iléo-colostomie
ileoproctostomy, iléo-rectostomie
ileorectal, iléo-rectal
ileostomy, iléostomie
ileum, iléon
ileus, iléus, occlusion intestinale
iliac crest, crête iliaque
iliococcygeal, ilio-coccygial
ilium, ilion
ill, malade
illegitimate, illégitime
illiteracy, analphabétisme
illness, maladie
illusion, hallucination
image, image
imbalance, déséquilibre
immature, immature
immediate-acting, d'action immédiate
immobility, immobilité
immune, immun
immune response, réponse immunologique
immunity, immunité
immunization, immunisation
immunoassay, dosage immunologique
immunochemistry, immunochimie
immunoelectrophoresis, immunoélectrophorèse
immunofluorescence, immunofluorescence
immunogenetics, immunogénétique
immunoglobulin, immunoglobuline
immunology, immunologie
immunosuppression, immunosuppression
impacted tooth, dent incluse
impairment, altération, atteinte
impalpable, impalpable
impedance, impédance
imperforate, imperforé
impervious, étanche
implant, implant
implantation, implantation
implementation, application, mise en œuvre
impotence, impuissance
impression, impression
improper, inconvenant
improvement, amélioration
impulse, impulsion, influx nerveux
inability, incapacité, impossibilité
inactivate, inactiver
inanition, inanition
inarticulate, inarticulé
inborn, inné
incarcerated, incarcéré
incest, inceste
inch, pouce (2,54 cm)
incidence, incidence, fréquence
incipient, naissant, incipiens
incision, incision
incisor, incisive

incisura, échancrure
incisure, incisure
inclusion body, inclusion intracellulaire
incoherent, incohérent
incompatibility, incompatibilité
incompatible, incompatible
incompetence, insuffisance
 – aortic-, insuffisance aortique
incompetent cervix, béance du col utérin
incontinence, incontinence
inconvenient, gênant
incoordination, incoordination
increase, augmentation
incrustation, incrustation
incubation, incubation
incubator, couveuse, étuve
incus, enclume
index, indice, index
indication, indication, indice
indicator, indicateur coloré
indigenous, autochtone
indigestion, indigestion
individual, individu
indolent, indolore, torpide
induced, induit
induction, induction
induration, induration
industrial dermatitis, dermite professionnelle
 – disease, maladie professionnelle
indwelling venous infusion, perfusion veineuse à demeure
inebriate, alcoolique
inebriation, ivresse
inedible, non commestible
ineffective, inefficace
inertia, inertie
infancy, petite enfance
infant, nourrisson (jusqu'à 12 mois)
infantile, infantile
infantilism, infantilisme
infarct, infarctus
infarcted, infarci
infarction, infarcissement, infarctus
infection, infection
infectious disease, maladie infectieuse
inferior, inférieur
 – pelvis strait, détroit inférieur du bassin
inferiority complex, complexe d'infériorité
infertility, stérilité
infestation, infestation
infiltration, infiltration
infirmity, infirmité, débilité
inflammation, inflammation
inflation, inflation
influence, influence
influenza, grippe
infra-, sous-, infra-
infrared, infrarouge
infraspinous, sous-épineux
in front of, devant
infundibulum, infundibulum
infusion, perfusion
ingestion, ingestion
ingrown nail, ongle incarné
inguinal, inguinal
inhalation, inhalation
inherent, intrinsèque
inheritance, hérédité
inhibition, inhibition
initial, initial
injected, injecté
injection, injection, piqûre
injure, blesser
injurious, nuisible
injury, blessure, lésion
innate, héréditaire, inné
inner, interne
 – ear, oreille interne
innervation, innervation
innocent, bénin
innocuous, inoffensif
innominate artery, tronc artériel brachiocéphalique

– **bone**, os innominé, os iliaque
innoxious, inoffensif
inoculation, inoculation
inorganic, inorganique, anorganique
input, énergie, entrée, information
inquest, enquête
inquiry, enquête
insane, fou
insanity, aliénation, folie
insect sting, piqûre d'insecte
insensible, insensible
insertion, insertion
insidious, insidieux
insight, perspicacité
insomnia, insomnie
inspiration, inspiration
inspiratory reserve volume, volume de réserve inspiratoire
inspissated, épaissi
instance, exemple
instep, cou-de-pied
instillation, instillation
instinct, pulsion
instruction leaflet, mode d'emploi
instrument, instrument
insufficiency, insuffisance
insulation, isolement
insulin, insuline
– **protamine zinc**, insuline protamine zinc
insulinoma, insulinome
intake, apport, ration, prise d'un médicament
– **alcohol-**, prise d'alcool
integument, phanère, tégument
intellect, intelligence, esprit
intelligence, intelligence
– **quotient (IQ)**, quotient intellectuel (QI)
intensive care unit, unité de soins intensifs
intention tremor, tremblement intentionnel
inter-, inter-, entre-
interarticular, interarticulaire
intercellular, intercellulaire
intercourse, relation
intercurrent, intercurrent
intermediate, intermédiaire, moyen
intermittent claudication, claudication intermittente
– **fever**, fièvre intermittente
internal, interne
interosseous, interosseux
interphase, interphase
interstitial, interstitiel
– **neuritis**, névrite interstitielle
intertrigo, intertrigo
intertrochanteric, intertrochantérien
interval, intervalle, écart
interventricular, interventriculaire
intervertebral, intervertébral
intestinal malabsorption, syndrome de malabsorption
– **obstruction**, occlusion intestinale
intestine, intestin
intolerance, intolérance
intoxication, intoxication
intra-, intra-
intraabdominal, intra-abdominal
intraarticular, intra-articulaire
intracellular, intracellulaire
intracranial, intracrânien, intracérébral
intradermal, intradermique
intradural, intradural
intragastric, intragastrique
intrahepatic, intrahépatique
intralobular, intralobulaire
intramedullary, intramédullaire
intramuscular, intramusculaire
intraocular fluid, liquide intraoculaire
intraosseous, intra-osseux
intraperitoneal, intrapéritonéal
intrathecal, intrathécal

intratracheal, intratrachéal
intrauterine, intra-utérin
 – contraceptive device, stérilet, dispositif intra-utérin
intravenous, intraveineux
 – infusion, perfusion intraveineuse
intrinsic, intrinsèque
 – factor, facteur intrinsèque
introitus, entrée, ouverture
introspection, introspection
introvert, introverti
intubation, intubation
intumescence, intumescence
intussusception, invagination
inulin, inuline
inunction, onction
invagination, invagination
invalid, invalide, non valable
invasion, invasion
invasive, effractif, invasif
inverse, inverse
inversion, inversion
involucrum, involucre
involution, involution
involutional melancholia, mélancolie d'involution
involved, impliqué
involvement, implication
iodide, iodure
iodine, iode
iodism, iodisme
ion, ion
 – channel, canal ionique
 – exchange resin, résine échangeuse d'ions
ionization, ionisation
ionizing radiation, radiation ionisante
ipsilateral, homolatéral
iridectomy, iridectomie
iridocyclitis, iridocyclite
iridoplegia, iridoplégie
iridotomy, iridotomie
iris, iris
iron, fer
 – deficient, ferriprive
irradiation, irradiation
irreducible, irréductible
irrelevant, sans objet
irrigation, irrigation
irritability, irritabilité
irritant, irritant
ischemia, ischémie
 – contracture, contracture ischémique
ischemic heart disease, cardiopathie ischémique
ischium, ischion
island, ilôt
islet cell, cellule en ilôt
isoantibody, isoanticorps
isolation, isolement
isomer, isomère
isometric, isométrique
isotope, isotope
issue, résultat, publication, sujet
isthmus, isthme
itch, gale
 – anobie-, gale des blanchisseurs
itching, démangeaison, prurit
item, article, item
-itis, -ite

L

lab finding, résultat de laboratoire
label, étiquette
labeling, marquage
labia majora, grandes lèvres
– **minora**, petites lèvres
labial, labial
labile, labile
labium, lèvre
labor, travail, accouchement
laboratory, laboratoire
labyrinth, labyrinthe
labyrinthitis, labyrinthite
lace, dentelle
laceration, déchirure, dilacération
lack, absence, manque
lacrimal, lacrymal, lacrymal
lacrimation, larmoiement
lactalbumin, lactalbumine
lactase, lactase
lactate, lactate
lactation, allaitement
lacteal, chylifère
lactic acid, adice lactique
lactiferous duct, canal galactophore
lactifuge, antigalactique
lactogenic, lactogène
– **hormone**, prolactine
lactose, lactose
lacuna, lacune
lag, latence, retard
lambdoid, lambdoïde
lamella, lamelle
lameness, courbature
lamina, lame
laminectomy, laminectomie
lancet, lancette
language, langage
lanolin, lanoline
laparoscope, laparoscope
laparotomy, laparotomie
large, grand, gros
laryngeal, laryngé
laryngectomy, laryngectomie
laryngismus stridulus, laryngite striduleuse
laryngitis, laryngite
laryngology, laryngologie
laryngopharynx, laryngopharynx
laryngospasm, laryngospasme
laryngostenosis, laryngosténose
laryngotomy, laryngotomie
laryngotracheobronchitis, laryngotrachéobronchite
larynx, larynx
laser, laser
last, dernier
lasting effect, action prolongée
late, tardif
latency, latence
lateral, latéral, externe
lattice, réseau
laugh, rire
laughing gas, protoxyde d'azote
lavage, lavage
law, loi, principe
lax, lâche, relaché
laxative, laxatif
laxity, laxité, hyperlaxité
layer, couche, membrane
LD50, DL 50
lead, dérivation, plomb
– **poisoning**, saturnisme
leaden, plombé
leakage, fuite
lean, maigre
leap, bond
learning, apprentissage
leave, autorisation de sortie, permission
lecithin, lécithine
lecture, conférence
leech, sangsue

left, gauche
 – **handed**, gaucher
leg, jambe
legionnaires'disease, maladie des légionnaires
leishmaniasis, leishmaniose
lengh, longueur
lens, lentille, cristallin
lenticular, lenticulaire
lentigo, lentigo
leontiasis ossea, leontiasis ossea
leproma, léprome
leprosy, lèpre
leptomeningitis, leptoméningite
leptospirosis, leptospirose
lesbian, lesbienne
lesion, lésion
lessen, diminuer
lesser, moindre
lethal, létal
 – **dose**, dose mortelle
lethargy, léthargie
leukemia, leucémie
leukine, leucine
leukocyte, leucocyte
 – **differential-count**, formule leucocytaire
leukocythemia, leucémie, leucocythémie
leukocytolysis, leucolyse
leukocytosis, leucocytose
leukodermia, leucodermie
leukonychia, leuconychie
leukopenia, leucopénie
leukoplasia, leucoplasie
leukopoiesis, leucopoïèse
leukorrhea, leucorrrhée
leukotomy, leucotomie, lobotomie
levator palati muscle, muscle péristaphylin interne
level, levier, niveau
levulose, fructose, lévulose
libido, libido
library, bibliothèque
licensing, brevet
lice, pou
lichen, lichen
lid, paupière
lien, rate
lienal, splénique
life, vie
 – **expectancy**, espérance de vie
 – **style**, mode de vie
 – **support machine**, appareil de réanimation
lift, soulever
ligament, ligament
ligation, ligature
ligature, ligature
light, léger, lumière
 – **adaptation**, adaptation à la lumière
lightning pain, douleur fulgurante
limb, membre
limbus, bord, bordure
liminal, liminaire
limp, claudication
lincture, électuaire
line, ligne, lignée
 – **first-** , premier choix
linea, ligne
linen, linge
lingua, langue
 – **nigra**, langue noire
lingual, lingual
liniment, liniment
linitis plastica, linite plastique
link, maillon
linkage, liaison
linking, liaison
linoleic acid, acide linoléique
lint, charpie
lip, lèvre
lipase, lipase
lipemia, lipémie
lipid, lipide
lipoatrophy, lipo-atrophie
lipochondrodystrophy, lipochondrodystrophie, syndrome de Hurler

M

macies, atrophie, maigreur
macrocephalus, macrocéphale
macrocheilia, macrochéilie
macrocyte, macrocyte
macrocytic, macrocytaire
macrodactyly, macrodactylie
macroglobulinemia, macroglobulinémie
macroglossia, macroglossie
macromastia, macromastie
macromelia, macromélie
macromolecule, macromolécule
macrophage, macrophage, monocyte
macroscopic, macroscopique
macrostomia, macrostomie
macula, macule, tache
  – solaris, éphélide
maculopapular, maculopapulaire
mad, aliéné, fou
madness, folie
magnet, aimant
magnetic resonance imaging (MRI), imagerie par résonance magnétique (IRM)
mail, courrier
main, principal
  – end point, critère principal d'évaluation
maintain, entretenir
maintenance, entretien
malabsorption, malabsorption
malacia, malacie
maladjustment, inadaptation
malaise, malaise
malalignment, alignement dentaire défectueux
malar, malaire
malaria, malaria, paludisme
  – acute-, accès palustre
male, mâle, masculin
malformation, malformation
malicious, méchant
malignant, malin
  – hypertension, hypertension maligne
  – pustule, charbon
malingering, simulation
malleolus, malléole
mallet finger, doigt en marteau
malleus, marteau
malnutrition, malnutrition, sous-alimentation
malocclusion, occlusion dentaire défectueuse
malposition, malposition
malpractice, incurie, malversation, négligence
malpresentation, présentation vicieuse
maltase, maltase
maltose, maltose
maltreatment, sévices
malunion, cal vicieux
mamilla, mamelon
mamma, glande mammaire
mammaplasty, mammoplastie
mammary, mammaire
  – gland, glande mammaire
mammilary body, corps mamilaire
mammography, mammographie
man, homme
management, gestion, prise en charge, traitement
manager, directeur
mandatory, obligatoire
mandible, maxillaire inférieur
mania, manie
manic-depressive psychosis, psychose maniacodépressive
manipulation, manipulation
mannerism, maniérisme

manometer, manomètre
mantel, manteau
manual, manuel
manubrium sterni, manubrium sternal
manufacturer, fabricant
manus, main
map, carte
mapping, cartographie
maple syrup urine disease, leucinose, maladie des urines à odeur de sirop d'érable
marasmus, marasme, maigreur extrême
marble bone disease, maladie d'Albers-Schönberg, ostéopétrose familiale
margin, marge, rebord
marging, marge, bord
marihuana, marijuana
mark, marque
marked, important
marker, marqueur
marrow, moelle
marsupialization, marsupialisation
mask, masque
masking effect, effet de masque
masochism, masochisme
mass, amas, masse
massage, massage
mast cell, mastocyte
mastectomy, mammectomie, mastectomie
mastication, mastication
mastitis, mastite
mastodynia, mastodynie
mastoid, mastoïde
  – process, apophyse mastoïde
mastoidectomy, mastoïdectomie
mastoiditis, mastoïdite
masturbation, masturbation
matching, appariement, assortiment
materia medica, matière médicale
material, matériel, matière
mating, accouplement
matrix, matrice
matter, matière, substance
mattress, matelas
maturation, maturation
mature, mûr, pubère
maxilla, maxillaire supérieur
maxillary, maxillaire
maximal, maximal, maximum
meal, repas
  – test, repas d'épreuve
mean, moyen, moyenne
meaning, signification
meaningful, expressif, significatif
meaningless, sans signification
measles, rougeole
  – German-, rubéole
measure, acte, mesure, moyen
meat, viande
meatus, conduit, méat
mechanics, mécanique
meconium, méconium
media, média, milieu
medial, interne, médian
median, médian
  – lethal dose (LD50), dose létale médiane (DL50)
  – survival, médiane de survie
medianoscopy, médianoscopie
mediastinum, médiastin
medical jurisprudence, médecine légale
medicament, médicament
medication, médication
medicinal, médicinal
medicine, médicament, médecine
medicosurgical, médicochirurgical
Mediterranean anemia, thalassémie
medium, milieu, moyen
medulla, moelle
  – oblongata, bulbe rachidien
medullary, médullaire

medullated nerve fibre, fibre nerveuse myélinisée
medulloblastoma, médulloblastome
meeting, réunion
megacephaly, mégacéphalie
megacolon, mégacôlon
megakaryocyte, mégacaryocyte
megaloblast, mégaloblaste
megalomania, mégalomanie
meibomian cyst, chalazion
meiosis, méiose
mel, miel
melancholia, mélancolie
melanin, mélanine
melanoma, mélanome
melanosis, mélanose
melanotic, mélanique
meliceris, visqueux
melt, fondre
melting, fusion
membrane, membrane
memory, mémoire
menarche, ménarche
meningeal, méningé
meninges, méninges
meningioma, méningiome
meningism, méningisme, pseudo-méningite
meningitis, méningite
meningococcemia, méningo-coccemie
meningocele, méningocèle
meningoencephalocele, méningo-encéphalocèle
meniscectomy, méniscectomie
meniscus, ménisque
menopause, ménopause
menorrhagia, ménorragie
menses, règles
menstruation, menstruation
mental, mental, mentonnier
mention, citer, rapporter
mentoanterior, à menton proéminent
mentoposterior, à menton fuyant
mesarteritis, mésartérite
mesencephalon, mésencéphale
mesenchyme, mésenchyme
mesenteric, mésentérique
mesentery, mésentère
mesmerism, hypnotisme, magnétisme
mesoappendix, méso-appendice
mesocolon, mésocôlon
mesoderm, mésoderme
mesonephroma, mésonéphrome
mesosalpinx, mésosalpinx
mesothelioma, mésothéliome
mesothelium, mésothélium
mesovarium, mésovarium
metabolic, métabolique
metabolism, métabolisme
metacarpal, métacarpien
metacarpophalangeal, métacarpophalangien
metacarpus, métacarpe
metal, métal
metamorphosis, métamorphose
metaphore, métaphore
metaphysis, métaphyse
metaplasia, métaplasie
metastasis, métastase
metatarsal, métatarsien
metatarsalgia, métatarsalgie
meteorism, météorisme
meter, mètre
methemoglobin, méthémoglobine
méthionine, méthionine
method, épreuve, méthode, technique
metra, utérus
metric system, système métrique
metritis, métrite
metrorrhagia, métrorragie
microbe, microbe
microbiology, microbiologie
microcephalic, microcéphale
microcyte, microcyte
microcythemia, microcytémie
microglia, microglie

micrognathia, micrognathie
microgram (μg), microgramme (μg)
micrometer (μm), micromètre (μm)
microorganism, microorganisme
microphthalmos, microphtalmie
microscope, microscope
microsome, microsome
microsurgery, microchirurgie
microtome, microtome
micturition, miction
midbrain, mésencéphale
midday, midi
middle, milieu
  – ear, oreille moyenne
midline, ligne médiane
midnight, minuit
midriff, diaphragme
midwife, sage-femme
midwifery, obstétrique
migraine, migraine
mild, bénin, doux
mildness, bénignité
miliaria, miliaire
miliary, miliaire
milium, milium
milk, lait
  – teeth, dents de lait
milkcrust, croûte de lait
milkness, latescence
millicurie (mCi), millicurie (mCi)
milligamma (mγ), nanogramme (ng)
milligram (mgm), milligramme (mg)
milliliter (mL), millilitre (ml)
millimeter (mm), millimètre (mm)
milling, broyage
Milroy's disease, éléphantiasis familial
mimicry, mimétisme
mind, pensée, souvenir, esprit
miner's anemia, ankylostomiase
mineral, minéral
minute, minuscule, minute
mirror, miroir
miscarriage, fausse-couche
miscellaneous, divers
missing link, lien manquant
mistake, erreur
misuse, usage détournée
mite, acarien
mitochondria, mitochondries
mitosis, mitose
mitral regurgitation, insuffisance mitrale
  – stenosis, rétrécissement mitral
  – valve, valvule mitrale
mixture, mélange
mobile, mobile
modiolus, columelle
moist, humide
moister, humecter
molality, molalité
molar teeth, molaires
molarity, molarité
molasses, mélasse
molding, modelage, moulage
mole, môle, mole
molecule, molécule
mongolism, mongolisme
monitoring, surveillance
monoamine oxidase inhibitor (MAOI), inhibiteur de la monoamine oxydase (IMAO)
monoclonal, monoclonal
monocyte, monocyte
monocytosis, monocytose
monograph, monographie
monomania, idée fixe, obsession
mononeuritis, mononévrite
mononuclear, mononucléaire
mononucleosis, mononucléose
monoplegia, monoplégie
monopolar, unipolaire
monorchid, monorchide
monosaccharide, monosaccharide
mons pubis, mont de Vénus
mood, humeur, thymie

moody, lunatique
morbid, morbide
morbilli, rougeole
morbus, maladie
morgue, morgue
moribund, moribond
morning sickness, état nauséeux gravidique
morphea, sclérodermie circonscrite
morphine, morphine
morphology, morphologie
mortality, mortalité
mortuary, morgue
morula, morula
mosaic, mosaïque
mossy fiber, fibre moussue
mother, mère
motility, motilité
motion, mobilité, mouvement
– **sickness**, mal des transports
motor, moteur
– **end plate**, plaque motrice
– **unit**, unité motrice
mottling, tacheture
mould, moisissure
mountain sickness, mal des montagnes
mouth, bouche
– **piece**, embout buccal
– **-to-mouth**, bouche-à-bouche
mouthfull, bouchée
movement, mouvement
mucilage, mucilage
mucin, mucine
mucocele, mucocèle
mucoid, mucoïde
mucolytic, fluidifiant
mucopurulent, mucopurulent
mucosa, muqueuse
mucous cell, cellule caliciforme
– **membrane**, muqueuse
mucoviscidosis, mucoviscidose
mucus, mucus
mud, boue
multigravida, multigeste
multilocular, multiloculaire
multipara, multipare
multiple, multiple
– **drug**, addiction, polytoxicomanie
– **factor analysis**, analyse factorielle
– **pregnancy**, grossesse multiple
– **sclerosis**, sclérose en plaque
mumbling, mâchonnement
mumps, oreillons
murmur, murmure, souffle
muscle, muscle
– **weakness**, déficit musculaire
muscular atrophy, amyotrophie
– **dystrophy**, dystrophie musculaire progressive
mustard plaster, sinapisme
mutagen, mutagène
mutant, mutant
mutation, mutation
mute, muet
mutilation, mutilation
mutism, mutisme, mutité
myalgia, myalgie
myasthenia, myasthénie
– **gravis**, myasthénie
mycetoma, mycétome
mycosis, mycose, mycosis
mycotoxin, mycotoxine
mydriasis, mydriase
myelin, myéline
myelitis, myélite
myelocele, myéloméningocèle
myelocyte, myélocyte
myelogram, myélogramme
myeloid, myéloïde
myeloma, myélome
myelomatosis, myélomatose
myelopathy, myélopathie
myelosclerosis, myélosclérose
myocardial, myocardique
– **infarction**, infarctus myocardique
myocarditis, myocardite
myocardium, myocarde

myofibril, myofibrille
myogenic, myogène
myoglobin, myoglobine
myoma, myome
myomectomy, myomectomie
myometrium, myomètre
myopathy, myopathie
myope, myope
myopia, myopie
myosarcoma, myosarcome
myosin, myosine
myosis, myosis
myositis, myosite
 – ossificans, myosite ossifiante
myotatic reflex, réflexe myotatique
myotic, myotique
myotomy, myotomie
myotony, myotonie
 – dystrophica, maladie de Steinert
myringa, membrane du tympan
myringitis, tympanite
myringoplasty, myringoplastie
myringotomy, paracentèse tympanique
myxedema, myxœdème
myxoma, myxome
myxosarcoma, myxosarcome

N

nagging, persistant
nail, clou, ongle
naked, nu
name, nom
nanism, nanisme
nanous, nain
nap, sieste
nape, nuque
napkinrash, érythème fessier
narcissism, narcissisme
narcoanalysis, narcoanalyse
narcolepsy, narcolepsie
narcosis, narcose
narcotic, narcotique, stupéfiant
nares, narines
narrowing, sténose
nasal, nasal
nasogastric tube, sonde naso-œsophagienne
nasolacrimal, nasolacrymal
nasopharyngeal, rhinopharyngien
nasopharynx, nasopharynx
natality, natalité
nates, fesses
natural childbirth, accouchement naturel
nausea, nausée
nauseant, nauséabond
navel, nombril, ombilic
navicular, naviculaire
– **bone**, os scaphoïde
near, proche
near-sight, myopie
nebula, néphélion, taie
nebulizer, vaporisateur
neck, cou, nuque
– **of tooth**, collet de la dent
– **stiff -**, raideur de la nuque
– **wry -**, torticolis
necropsy, nécropsie
necrosed, nécrosé
necrosis, nécrose
necrotic, nécrotique
need, besoin
needle, aiguille
– **biopsy**, ponction-biopsie à l'aiguille
– **holder**, porte-aiguille,
needling, discision
negation, dénégation
negative, négatif
negativism, négativisme
negligence, négligence
nematode, nématode
neonatal, néonatal
neonate, nouveau-né
neoplasm, néoplasme
nephrectomy, néphrectomie
nephritis, néphrite
nephroblastome, néphroblastome
nephrocalcinosis, néphrocalcinose
nephrocapsulectomy, néphrocapsulectomie
nephrohydrosis, hydronéphrose
nephrolithiasis, lithiase rénale
nephrolithotomy, néphrolithotomie
nephroma, néphrome
nephron, néphron
nephropexy, néphropexie
nephroptosis, néphroptose
nephrosclerosis, néphrosclérose
nephrosis, néphrose, syndrome néphrotique
nephrostomy, néphrostomie
nephrotic, néphrotique
nephrotomy, néphrotomie
nephro-ureterectomy, néphro-urétérectomie
nerve, nerf, nerveux
nervous, nerveux

– breakdown, dépression nerveuse
nettle rash, urticaire
network, réseau
neural, neural
neuralgia, névralgie
neurapraxia, neurapraxie
neurasthenia, neurasthénie
neurectomy, névrectomie
neurilemma, gaine de Schwann, neurilemme
neurinoma, neurinome
neuritis, névrite
neuroblast, neuroblaste
neuroblastoma, neuroblastome
neurodermatitis, névrodermite
neuroepithelium, neuro-épithélium
neurofibroma, neurofibrome
neurofibromatosis, neurofibromatose
neuroglia, névroglie
neuroglioma, gliome
neuroleptic, neuroleptique
neurologist, neurologue
neurology, neurologie
neuroma, névrome
neuromuscular junction, jonction neuromusculaire
neuron, neurone
neuropathic, neuropathique
neuropathy, neuropathie
neuroplasty, neuroplastie
neurorrhaphy, neurorraphie
neurosis, névrose
neurosurgery, neurochirurgie
neurosyphilis, neurosyphilis
neurotic, névrosé
neurotmesis, neurotmésis
neurotomy, neurotomie
neurotransmitter, neurotransetteur
neutral, neutre, indifférent
neutropenia, neutropénie
neutrophil, neutrophile
nevus, nævus
newborn, nouveau-né
nicotine addiction, intoxication tabagique
nicotinic acid, acide nicotinique
nictation, clignotement
nidation, nidation
night, nuit
– blindness, héméralopie
– light, veilleuse
– shift, équipe de nuit
– terror, terreur nocturne
– watch, garde de nuit
nightmare, cauchemar
nigrescent, noirâtre
nigrities linguae, langue noire
nipple, mamelon
nit, lente
nitrogen, azote
nitrous oxide, protoxyde d'azote
NMR, RMN
nocturia, hypnurie, nycturie
nocturnal, nocturne
node, nœud
nodule, nodule, nodosité
noise, bruit
norepinephrine, noradrénaline
normal, normal
normoblast, normoblaste
normocyte, normocyte
nose, nez
nosocomial infection, infection nosocomiale
nosology, nosologie
nosophobia, nosophobie
nostril, narine
notch, échancrure
notice, avis
notify, déclarer
noxious, nocif, nuisible
nucha, nuque
nuclear bag fiber, fibre à sac nucléaire
– chain fiber, fibre à chaine nucléaire
– fallout, retombées radioactives

nuclear
- **magnetic resonance (NMR)**, résonance magnétique nucléaire (RMN)
- **medecine**, médecine nucléaire

nucleated, nucléé
nucleic acid, acide nucléique
nucleolus, nucléole
nucleoprotein, nucléoprotéine
nucleotid, nucléotide
nucleus, noyau
nulllipara, nullipare
number, chiffre, nombre
numbness, engourdissement
nummulated, nummulaire
nurse, infirmière
nursing auxiliary, aide soignante
nutation, nutation
nutrient, aliment, nutriment
nutriment, aliment
nutrition, nutrition
nyctalopia, héméralopie
nymphomania, nymphomanie
nystagmus,nystagmus
- **oscillating-**, nystagmus pendulaire
- **resilient-**, nystagmus à ressort

O

obesity, obésité
object, objet
objective, objectif
  – signs, signes physiques
oblique light, à jour frisant
obsession, obsession
obsolete, désuet
obstetric, obstétrical
obstetrics, obstétrique
obstetrician, obstétricien, accoucheur
obturator, obturateur
obtuse, émoussé
obvious, évident
occipital, occipital
occlusion, occlusion
occlusive dressing, pansement occclusif
occult blood, hémorragie occulte
occupational disease, maladie professionnelle
  – injury, accident du travail
  – therapy, ergothérapie
occurence, survenue
ocular, oculaire
oculist, oculiste
oculogyric, oculogyre
oculomotor nerve, nerf moteur oculomoteur commun
odd, bizarre
odontalgia, odontalgie
odontoid, odontoïde
odontology, odontologie
odontoma, améloblastome dentifié
odor, odeur
offensive breath, mauvaise haleine
office, bureau
offspring, progéniture
oil, huile
ointment, onguent, pommade
old age, vieillesse
olecranon, olécrâne
olfactory, olfactif
oligodendroglia, oligodendroglie
oligomenorrhea, oligoménorrhée
oligospermia, oligospermie
oligotrophia, oligotrophie
oliguria, oligurie
omentocele, épiplocèle
omentopexy, epiploopexie
omentum, épiploon
omphalitis, omphalite
omphalocele, omphalocèle
on all fours, à quatre pattes
  – line, connecté
onset, début
onychia, onyxis
onychocryptosis, ongle incarné
onychogryphosis, onychogryphose
onychomycosis, onychomycose
oocyte, ovocyte
oogenesis, ovogenèse
oophorectomy, ovariectomie
oophoritis, oophorite
oophoron, ovaire
oophorosalpingectomy, ovariosalpingectomie
oozing, suintement
opacity, opacité
opaque, opaque
open, ouvert
opening, ouverture
ophthalmia, ophtalmie
ophthalmic, ophtalmique
ophthalmologist, ophtalmologiste
ophthalmology, ophtalmologie
ophthalmoplegia, ophtalmoplégie

P

pace, allure, pas, rythme
pacemaker, nœud sinusal, stimulateur
pachydermia, pachydermie
pachymeningitis, pachyméningite
pacing, entraînement électrosystolique
pack, enveloppement, tamponnement
package, paquet, colis
packaging, emballage
pad, compresse, coussinet
pain, algie, douleur
painful, douloureux
painting, badigeonnage
pairing, appariement
palate, palais
  – cleft-, fente palatine
palatoplegia, paralysie du voile du palais
palliative, palliatif
pallidectomy, pallidectomie
pallor, pâleur
palm, paume, palmier
palmar, palmaire
palpation, palpation
palpebra, paupière
palpitation, palpitation
palsy, paralysie
paludism, paludisme
pamper, dorloter
pan, bac, cuvette
panarthritis, panarthrite
pancarditis, pancardite
pancreas, pancréas
pancreatectomy, pancréatectomie
pancreatin, pancréatine
pancreatitis, pancréatite
pancreozymine, pancréozymine
pandemic, pandémique
panel, série, tableau
pang, douleur vive
panhypopituitarism, panhypopituitarisme
panic attack, attaque de panique
panniculitis, hypodermite
panophthalmia, panophtalmie
panotitis, otite généralisée
Papanicolaou stain, coloration de Papanicolaou
papilla, papille
papilledema, œdème papillaire
papillitis, papillite
papilloma, papillome
papule, papule
para-aminobenzoic acid (PABA), acide para-aminobenzoïque (PABA)
para-aminohippuric acid (PAH), acide para-aminohippurique (PAH)
paracentesis, paracentèse
paracusia, paracousie
parainfluenza, paragrippal
paralysis, paralysie
  – agitans, maladie de Parkinson
paralytic, paralytique
paramedian, paramédian
paramedical, paramédical
parametritis, paramétrite
parametrium, paramètre
paramnesia, paramnésie
paramount, capital
paranasal, paranasal
  – sinus, sinus de la face
paranoia, paranoïa
paranoid, paranoïde
paraphimosis, paraphimosis
paraplegia, paraplégie
parapraxis, acte manqué

pararectal, pararectal
parasite, parasite
parasiticide, parasiticide
parasympathic, parasympathique
parathormone, parathormone
parathyroid, parathyroïde
paratyphoid, paratyphoïde
paravertebral, paravertébral
parenchyma, parenchyme
parenteral, parentéral
paresis, parésie
paresthesia, paresthésie
parietal, pariétal
  – **cell**, cellule bordante
parietes, parois
parity, parité
paronychia, paronychie
parosmia, parosmie
parotid, parotide
parotiditis, parotidite
paroxysm, paroxysme, accès
paroxysmal, paroxystique
parthenogenesis, parthénogenèse
particle, particule
parting, séparation
partition, cloisonnement
parturition, parturition, accouchement
passive, passif
pasteurization, pasteurisation
pastiness, empâtement
patch, pièce, morceau
  – **test**, test percutané, percuti-réaction
patella, rotule
  – **impact**, choc rotulien
patellectomy, patellectomie
patency, liberté, perméabilité
patent, brevet
  – **ductus arteriosus**, canal artériel systémique
  – **foramen ovale**, perméabilité du foramen ovale
pathogenesis, pathogénie
pathogenic, pathogène
pathognomonic, pathognomonique
pathology, anatomie pathologique, pathologie
pathophobia, pathophobie
pathway, voie
patient, malade
  – **chart**, dossier de soin
pattern, modèle, schéma
patulous, ouvert, distendu
peak, pic, maximum
peakflow, débit de pointe
pectin, pectine
pectineal ligament, ligament de Cooper
pectoral, pectoral
  – **limb**, membre supérieur
pectus, thorax
pediatrician, pédiatre
pediatrics, pédiatrie
pedicle, pédicule
pediculosis, pédiculose, phtiriase
pediculated, pédiculé
peduncle, pédoncule
peduncular hallucinosis, hallucinose pédonculaire
peeling, desquamation
peer, pair
pegging, enclouage
pellagra, pellagre
pellicle, pellicule
pelvic, pelvien
pelvimetry, pelvimétrie
pelvis, bassin
pemphigus, pemphigus
pendular, pendulaire
pendulous, pendant
penetration, pénétration
penicillin, pénicilline
penis, pénis, verge
pensioner, retraité
pentose, pentose
pentosuria, pentosurie
pepsin, pepsine
peptic, peptique
  – **ulcer**, ulcère gastro-duodénal

progeria, progérie
progesterone, progestérone
proglottis, proglottis
prognosis, pronostic
progress, avancement, évolution
progressive hypertrophic neuropathy, maladie de Dejerine-Sottas
– **ophthalmoplegia**, myopathie oculaire
– **supranuclear palsy**, maladie de Steele-Richardson
– **systematic sclerosis**, sclérodermie
projection, projection
prolactine, prolactine
prolapse, procidence, prolapsus
proliferans retinitis, rétinopathie proliférante
promonocyte, monoblaste
promontory, promontoire
pronation, pronation
prone, procubitus
propensity, tendance
proper, adéquat, propre
prophylaxis, prophylaxie
proprietary name, dénomination commerciale
proprioceptor, propriocepteur
proptosis oculi, protrusion oculaire
prostacyclin, prostacycline
prostaglandin, prostaglandine
prostate, prostate
prostatectomy, prostatectomie
prosthesis, prothèse
prostration, prostration
protein, protéine
– **simple-**, holoprotéine
proteinuria, protéinurie
proteolysis, protéolyse
prothrombin, prothrombine
protoplasm, protoplasme
prototype, prototype
protozoa, protozoaire
protuberance, éminence
provided that, pourvu que
provitamin, provitamine
proximal, proximal
pruritus, prurit
pseudarthrosis, pseudarthrose
pseudobulbar palsy, paralysie pseudobulbaire
pseudomnesia, déjà-vu
pseudopod, pseudopode
psittacosis, psittacose
psoitis, psoïtis
psoriasis, psoriasis
psyche, esprit, psychisme
psychasthenia, psychasthénie
psychiatry, psychiatrie
psychic apparatus, appareil psychique
psychogenic, psychogène
psychological dependance, psychodépendance
psychologist, psychologue
psychology, psychologie
psychoneurosis, psychonévrose
psychopath, psychopathe
psychopathology, psychopathologie
psychosis, psychose
psychosomatic, psychosomatique
psychotherapy, psychothérapie
pterigium, ptérigion
ptosis, ptosis, ptose
ptyalin, ptyaline
ptyalism, ptyalisme
puberty, puberté
pubis, pubis
pudendal nerve, nerf honteux interne
– **plexus**, plexus honteux
pudendum muliebre, vulve
puerpera, accouchée
puerperium, puerpéralité
puff, bouffée
puffed, essoufflé
pulmonary, pulmonaire
– **stenosis**, rétrécissement pulmonaire

– **trunk**, artère pulmonaire
pulp, pulpe
pulpitis, pulpite
pulsation, pulsation
pulse, pouls
pulsus alternans, pouls alternant
pump, pompe
puncture, ponction, piqûre
pupil, pupille
purchase, achat
purpose, but, objet
purpura, purpura
purulent, purulent, suppuré
pus, pus
pustula maligna, charbon
pustule, pustule
putrefaction, putréfaction
pyelitis, pyélite
pyelography, pyélographie
pyelolithotomy, pyélolithotomie
pyemia, septicémie
pyknic, pycnique
pyknosis, pycnose
pyloric, pylorique
pyloroplasty, pyloroplastie
pylorus, pylore
pyoderma, pyodermite
pyogenic, pyogène
pyometra, pyométrie
pyonephrosis, pyonéphrose
pyorrhea, pyorrhée
pyosalpinx, pyosalpinx
pyramide, pyramide
pyramidal, pyramidal
pyrexia, fièvre
pyridoxin, pyridoxine
pyrogen, pyrogène
pyrosis, pyrosis
pyuria, pyurie

recurrent laryngeal nerve, nerf récurrent
red blood cell, hématie
– **nucleus**, noyau rouge
reduction, réduction
referred pain, douleur projetée
reference, référence
reflex, réflexe
reflux, reflux
refraction, réfraction
refractory phase, période réfractaire
refrigeration, réfrigération
regard, estime
regards, amitié
regimen, régime
region, région, partie
regional anesthesia, anesthésie locorégionale
– **enteritis**, maladie de Crohn
regression, régression
regulation, régulation
regurgitation, régurgitation
rehabilitation, réadaptation, rééducation
rejection, rejet
relapse, rechute
relapsing fever, borreliose, fièvre récurrente
related, apparenté, en rapport avec
relation, contact, rapport
relationship, rapport, relation
relatives, parents
relaxin, relaxine
release, libération, relargage
releasing hormone, hormone de libération
relevant, pertinent
reliability, sécurité
reliable, fiable
relief, soulagement
relieve, soulager
rely, compter sur
REM sleep (REMS), sommeil paradoxal (SP)
remembrance, souvenir
remission, rémission
remittent fever, fièvre rémittente
remote, à distance
removal, ablation, enlèvement, retrait
renal, rénal
– **adenocarcinoma**, néphrocarcinome
– **calculus**, lithiase rénale
– **colic**, colique néphrétique
– **disease**, néphropathie
– **failure**, insuffisance rénale
– **pelvis**, bassinet
– **threshold**, seuil rénal
– **tubular acidosis**, acidose tubulaire rénale
renin, rénine
repair, réparation
reparative surgery, chirurgie correctrice
repeat, répétition
repellent, répulsif
replacement, remplacement
report, compte-rendu, rapport
reported, déclaré
repression, refoulement, répression
reproduction, reproduction
requirement, besoin, exigence, nécessité
rescue, sauvetage
researcher, chercheur
resection, résection
resectoscope, résecteur
reset, remise à zéro
residual air, air résiduel
– **body**, corps résiduel
– **urine**, résidu vésical
– **volume (RV)**, volume résiduel (VR)
resin, résine
resistance, résistance
resistant rickets, rachitisme vitaminorésistant
resolution, résolution
resolvant, résolutif

retrieve : développer

resonance, résonance
resort, ressource
– **last-**, dernier recours
respiration, respiration
respirator, respirateur
respiratory, respiratoire
– **distress syndrome**, syndrome de détresse respiratoire
response, réponse, réaction
responsible, responsable
responsive, sensible
rest, repos
resting potential, potentiel de repos
restless legs syndrome, syndrome des jambes sans repos
restlessness, instabilité psychomotrice
resumption of menses, retour de couches
retardation, retard
retching, haut-le-coeur
rete, réseau
retention, rétention
reticular formation, système réticulé
reticulate pigmentation, pigmentation réticulée
reticulocyte, réticulocyte
reticulocytosis, réticulocytose
reticuloendothelial, réticulo-endothélial
réticulosis, réticulose
reticulum cell sarcoma, réticulosarcome
retina, rétine
retinal detachment, décollement de rétine
retinitis, rétinite
retinoblastoma, rétinoblastome
retinopathy, rétinopathie
retired, retaité
retirement, retraite
retort, cornue
retraction, rétraction
retractor, écarteur
retraining, recyclage
retrobulbar optic neuritis, névrite optique rétrobulbaire
retroflexed uterus, utérus rétrofléchi
retrograde, rétrograde
retroperitoneal, rétropéritonéal
retropharyngeal, rétropharyngé
return, retour
reuptake, recaptation
reverse, inverse
review, revue, analyse
rhagade, rhagade
rheumatic fever, rhumatisme articulaire aigu
– **heart disease**, cardiopathie rhumatismale
rheumatism, rhumatisme
rheumatoid arthritis, polyarthrite rhumatoïde
rhinitis, rhinite
rhinoplasty, rhinoplastie
rhinorrhea, rhinorrhée
rhinoscopy, rhinoscopie
rhizotomy, radicotomie
rhodopsin, pourpre rétinien
rhomboid, rhomboïde
rhonchus, ronchus
rhythm, rythme
– **alpha-**, rythme alpha
– **cantering-**, rythme de galop
– **circadian-**, rythme circadien
rib, côte
– **cage**, cage thoracique
ribbon, ruban
riboflavin, vitamine B2
ribonuclease, ribonucléase
ribonucleic acid (RNA), acide ribonucléique (ARN)
ribosomal RNA, ARN ribosomal
rickets, rachitisme
rickettsia, rickettsie
ridge, crête
right, droit
rightly or wrongly, à tort ou à raison

rigidity, rigidité
rigor mortis, rigidité cadavérique
ring, anneau
  – **finger**, annulaire
ringworm, dermatophytose, teigne
rise, ascension
risk, risque
  – **benefit ratio**, rapport bénéfices/risques
risus sardonicus, rictus sardonique
road casualty, accidenté de la route
  – **traffic accident**, accident de la voie publique
rod, bâtonnet
rodent, rongeur
roding, enclouage
Roentgen, Roentgen
roof, toit, voûte
room, chambre, pièce
root, racine
rosacea, acné, rosacée
roseola, roséole
rotation, rotation
rotator cuff, coiffe des rotateurs
rough, rugueux, approximatif
round ligament, ligament rond
route, voie d'administration
rub, frottement
  – **in**, frictionner
rubefacient, rubéfiant
rubella, rubéole
rugine, rugine
rude, grossier
rule, règle
ruling out, excluant
run around, tourniole
running suture, surjet
rupia, rupia
rupture, rupture, hernie
rye smut, ergot de seigle

rubbish : dechets
this book is rubbish!
ce livre est nul!

S

sac, sac
saccharin, saccharine
saccoradiculography, saccoradiculographie
sacral, sacré
 – canal, canal sacré
sacralization, sacralisation
sacrum, sacrum
saddle joint, articulation en selle
sadism, sadisme
sadness, tristesse
safe, inoffensif, sûr
safety, sécurité
 – criteria, critères de tolérance
 – rails, barres de soutien
sag foot, pied rond
sagittal, sagittal
 – suture, suture sagittale
Saint Vitus' dance, danse de Saint Guy
saline, solution salée
saliva, salive
salivary gland, glande salivaire
salivation, salivation
salpingectomy, salpingectomie
salpingitis, salpingite
salpingography, salpingographie
salpingostomy, salpingostomie
salpinx, tube
salt, sel
saluretic, salidiurétique
sample, exemple, échantillon
sampling, échantillonnage
sanatorium, sanatorium
sandfly fever, fièvre à phlébotome
sane, sain d'esprit
sanious, sanieux
sanitary cordon, cordon sanitaire
sanitation, hygiène publique
sanity, intelligence normale, raison
saphenous nerve, nerf saphène interne
 – opening, valvule de la saphène
 – veni, veine saphène
sapo, savon
saponify, saponification
saprophyte, saprophyte
sarcoid, sarcoïde
sarcoidosis, sarcoïdose
sarcolemma, sarcolemme
sarcoma, sarcome
sartorius muscle, muscle couturier
satiety, satiété
saturation, saturation
saw, scie
scab, croûte
scabies, gale, psore
scabietic, psorique
scald, brûlure
scale, échelle, balance, écaille
scalenus anticus syndrome, syndrome du scalène antérieur
scalp, scalp
scalpel, scalpel
scanning, balayage, scintigraphie
 – microscope, microscope à balayage
scanty, insuffisant
scaphocephaly, scaphocéphalie
scaphoid bone, scaphoïde carpien
scapula, omoplate
scapulalgia, scapulalgie
scar, cicatrice
scarce, réduit
scarf, écharpe
scarification, scarification
scarlet fever, scarlatine
scarring, cicatrisation
scatter, dispersion
schedule, schéma, programme
scheme, plan, projet

shrug : hausser les épaules

schistocyte, schizocyte
schistosomiasis, schistosomiase
schizophrenia, schizophrénie
sciatica, sciatique
science, science
scimitar syndrome, syndrome du cimeterre
scintigraphy, scintigraphie
scintillation, scintillation
scirrhus, squirrhe
scissors, ciseaux
sclera, sclérotique
– **bleu-**, sclérotique bleue
scleritis, sclérite
sclerodactylia, sclérodactylie
sclerodermia, sclérodermie
sclerosis, sclérose
sclerotic, sclérotique
sclerotomy, sclérotomie
scolex, scolex
scoliosis, scoliose
scope, portée, étendue
scopophilia, voyeurisme
score, cotation, score
scotoma, scotome
scratch, égratignure
scream, hurler
screen, écran
screening, criblage, dépistage
screw, vis
– **tap**, taraud
scrotal, scrotal
– **hydrocele**, hydrocèle vaginale
scrotum, bourse, scrotum
scurf, dartre
scurvy, scorbut
scutulum, godet
scybalum, scybales
sea, mer
seals, scellés
seam, couture
seamstress, lingère
seat, siège
sebaceous, sébacé
– **gland**, glande sébacée
seborrhea, séborrhée
secretin, secrétine
secretion, sécrétion
section, section
secure, sûr
sedative, sédatif
sedimentation rate, vitesse de sédimentation
seeding, ensemencement
segmental, segmentaire
segmentum apicale, segment de Fowler
segregation, isolement
seizure, crise convulsive
– **like**, épileptiforme
selection, sélection
self-, auto-
– **care**, autocontrôle
– **consciousness**, affectation
– **denying**, frugal
– **regulation**, autorégulation
semen, sperme
– **analysis**, spermogramme
semicircular canal, canal semi-circulaire
semilente insulin, insuline-zinc
semilunar, semi-lunaire
semimembranosus muscle, muscle demi-membraneux
seminal fluid, sperme
seminiferous tubules, tubes séminifères
seminoma, séminome
senescence, sénescence, vieillissement
senile, sénile
senility, sénilité
sensation, sensation
sense, sens, sensibilité
sensibility, sensibilité
sensible, perceptible, sensé
sensitive, sensitif, sensible
sensitivity, sensibilité
sensitization, sensibilisation
sensitized, sensibilisé
sensorial, sensoriel
sensory nerve, nerf sensitif

to shift : changer

sepsis, infection bactérienne
septic, septique
septicemia, septicémie
septum, septum, cloison
sequela, séquelle
sequence, séquence
sequential, successif
sequestrum, séquestre
serial, sérié
series, série
serosity, sérosité
serotherapy, sérothérapie
serotonin, sérotonine
serous, séreux
serpiginous, serpigineux
serrated suture, suture dentée
serum, sérum
sesamoid bone, os sésamoïde
sessile, sessile
set, jeu, série, assortiment
setting, cadré, milieu
settlement, accord
severe, grave
sewage, eaux usées
sewer, égout
sex, sexe
  – **linked**, lié au sexe
  – **ratio**, taux de masculinité
sexually transmitted disease (STD), maladie sexuellement transmissible (MST)
shadow, ombre, silhouette
shaft, corps, tige
shake, tremblement
shaking, ébranlement
sham, rage
shape, forme
sharp, aigu, vif
  – **pain**, douleur exquise
shearing, cisaillement
sheath, gaine
shedding, mue, chute
shedule, horaire
sheet, couche, feuille
shell crown, couronne ajustée
shield, blindage, écran
shift, déplacement, poste, équipe
  – **work**, travail posté
shin, tibia
shingles, zona
shiver, frisson
shock, choc
shoe, chaussure
short, court, petit
  – **circuit**, court-circuit
  – **sighted**, myope
  – **term**, à court terme
shortening, raccourcissement
shortness, petite taille
shot, coup
shoulder, épaule
  – **blade**, omoplate
shout, cri
shrinkage, rétrécissement
shunt, dérivation, shunt
sialadenitis, sialadénite
sialogogue, sialagogue
sialolith, sialolithe
siblings, fratrie
sibship, fratrie
sick, malade
sickle-cell anemia, drépanocytose
sickness, mal, maladie
side, côté
  – **effect**, effet secondaire
siderosis, sidérose
sideways, de coté
sigh, soupir
sight, regard,vision, vue
sigmoid, sigmoïde
sigmoidoscopy, sigmoïdoscopie
sigmoidostomy, sigmoïdostomie
sign, signe
signal, signal
signature, label
significant, important, significatif
silent, silencieux
silicosis, silicose
silly, bête
simulation, simulation
simulator, simulateur

sinew, tendon
singe, petite brûlure
singer's node, nodule vocal
single, célibataire, seul, unique
– **blind test**, essai thérapeutique à l'insu
– **bond**, liaison simple
– **out**, identifier
– **use**, à usage unique
– **ventricle**, ventricule unique
sinistrocardia, lévocardie
sinistrotorsion, lévorotation
sink, puit
sinoatrial, sino-auriculaire
– **node**, nœud de Keith et Flack
sinus, sinus
– **arrhythmia**, arythmie sinusale
sinusitis, sinusite
sinusoid, sinusoïdal
sip, siroter
site, lieu, site
size, grandeur, taille
skeleton, squelette
skill, adresse, compétence, habileté
skin, peau
– **rash**, éruption cutanée
skinfold, pli cutané
skull, crâne
sleep, sommeil
– **apnea**, apnée du sommeil
– **slow wave-**, sommeil à ondes lentes
– **treatment**, cure de sommeil
sleeping pill, somnifère
– **sickness**, maladie du sommeil
sleeplessness, insomnie
sleep-walking, somnambulisme
sleeve, manche
slice, coupe, tranche
slide, lame
sliding filament, filament glissant
slight, frêle, léger
sling, écharpe
slippers, pantoufles
slipping, glissement
slope, pente
slow, lent
sludge, boue
small, petit
smallpox, variole
smear, frottis
smegma, smegma
smell, odorat
smoking, tabagisme
smooth muscle fiber, fibre musculaire lisse
snake, serpent
snap, claquement
snapping finger, doigt à ressort
sneeze, éternuement
snore, ronfler
soaked, trempé
soap, savon
sob, sanglot
sock, chaussette
socket, cavité articulaire, douille, fourreau
soft, doux
– **radiation**, rayonnement mou
softening, adoucissement
software, logiciel
soil, sol, terre, souiller
solar plexus, plexus solaire
sole, plante du pied
soleus muscle, muscle soléaire
solid, solide
solution, solution
solvent, solvant
somatic, somatique
somnambulism, somnambulisme
soot, suie
sophisticated, perfectionné
soporific, soporifique
sore, douloureux, lésion, plaie,
– **ear**, otite
– **throat**, angine
soul, âme
sound, sain, son, sonde
sour, acide, aigre
source, source
space, espace

sparing, économe
spark, étincelle
sparse, rare
spasm, spasme
spasmolytic, spasmolytique
spastic, spastique
spasticity, spasticité
spatula, spatule
species, espèce
specific, spécifique
specimen, échantillon, spécimen
spectacles, lunettes
spectrometry, spectrométrie
spectroscope, spectroscope
spectrum, spectre
speculum, spéculum
speech, langage
– **center**, centre du langage
– **therapist**, orthophoniste
speed, vitesse
spell, accès, amulette, crise
sperm, sperme
spermatic cord, cordon spermatique
spermatocele, spermatocèle
spermatogenesis, spermatogénèse
spermatozoon, spermatozoïde
spermicide, spermicide
sphenoid, cunéiforme
sphenoidal sinus, sinus sphénoïdal
spherocyte, sphérocyte
spherocytosis, maladie de Minkowski-Chauffard
sphincterotomy, sphinctérotomie
sphygmograph, sphygmographe
sphygmomanometer, sphygmomanomètre
spica, spica
spicule, spicule
spider, araignée
– **nevus**, angiome stellaire
spike, pic, pointe
– **and wave**, complexe pointe-onde
spina, épine
spinal, spinal
– **bulb**, bulbe rachidien
– **cord**, moelle épinière
– **ganglion**, ganglion spinal
– **muscular atrophy**, amyotrophie spinale
– **nerves**, nerfs rachidiens
– **reflex**, réflexe médullaire
– **shock**, sidération médullaire
spindle, fuseau
spine, colonne vertébrale, rachis
– **of vertebra**, apophyse épineuse
spirograph, spirographe
spirometer, spiromètre
splanchnic nerves, nerfs splanchniques
spleen, rate
splenectomy, splénectomie
splenic, splénique
splenomegaly, splénomégalie
splint, attelle, gouttière
splinter, éclat, esquille
splitting, clivage, dédoublement
spoiled, avarié, gâté
spondyle, vertèbre
spondylitis, spondylite
spondylolisthesis, spondylolisthésis
spondylolysis, spondylolyse
sponge, éponge
spongiosis, spongiose
spoonful, cuillérée
spontaneous, spontané
sporadic, sporadique
sporotrichosis, sporotrichose
sport, sport
spot, tache
spotted fever, méningococcémie
sprain, entorse
spray, aérosol, pulvérisation
spread, dissémination, propagation
spring-loaded, à ressort
spur, éperon

glove and stocking anaesthesia. "bas" "chaussette"

squeeze : presser

sputum, expectoration
squama, écaille, squame
squamous, squameux
square,carré
  – root, racine carrée
squid, calmar
squint, strabisme
squirm, se tortiller
squirt, gicler
stacking , empilement
staff, personnel d'encadrement
stage, stade, étape
staggering gait, démarche titubante
staining, coloration
stainless, inoxydable
stamina, vigueur
stammering, bégaiement
standard, norme, étalon
  – deviation, écart-type
  – error, erreur-type
stapedectomy, stapédectomie
stapedius muscle, muscle de l'étrier
stapes, étrier
staphyloma, staphylome
staphylorrhaphy, staphylorraphie
star, étoile, stellaire
starch, amidon
start, début
startling, sursaut nocturne
starp, sangle
starvation, famine
starved, affamé
stasis, stase
state, état
statement, affirmation
static, statique
station, gare
stature, taille
status, état de mal
stay, séjour
steady, ferme, solide
  – state, état d'équilibre
steal, vol, détournement
steatoma, stéatome
steatorrhea, stéatorrhée
steatosis, stéatose
steel, acier
stellate ganglion, ganglion stellaire
stem, souche, tige
stenosis, rétrécissement, sténose
step, étape, marche, pas
stercobilin, stercobiline
stercolith, fécalome
stereognosis, stéréognosie
sterile, stérile
sterility, stérilité
sterilization, stérilisation
sternal, sternal
sternomastoid muscle, muscle sternocléido-mastoïdien
steroid, stéroïde
sterol, stérol
stethoscope, stéthoscope
stiff, raide
stiffness, raideur
stigma, stigmate
stillbirth rate, mortinatalité
stimulant, stimulant
stimulation, stimulation
stimulus, stimulus
sting, dard
stirrup, étrier
stitch, suture, point
  – in the side, point de côté
stomach, estomac
  – pain, brûlure gastrique
stomatitis, stomatite
stone, calcul
stool, tabouret
x **stools**, fèces, selles
  – black-, selles noires
storage, stockage
store, réserve
strabismus, strabisme
straight, droit
  – away, immédiatement
strain, déformation, effort, souche
strait, détroit
strait-jacket, camisole de force

stand out from, ressortir de, eg: pathology stands out.

straight allonger

strangulation, étranglement
stratified, stratifié
stratum, couche
stream, courant
strength, force
step ladder, échelle
stress, contrainte, stress
stretcher, civière
stretching, étirement
stretch reflex, réflexe myotatique
stria, strie
striae atrophicae, vergetures
striate body, corps strié
striated muscle fiber, fibre musculaire striée
stricture, striction
stride, enjambée
string, ficelle, fibre
strip, bande
 – test- , bandelette diagnostique
stroke, accident vasculaire cérébral
 – volume, volume d'éjection
stroma, stroma
structure, structure
study, étude
stuff, matière
stumble, trébucher
stump, moignon
stupor, stupeur
stuttering, bégaiement
sty, orgelet
stylet, stylet
subacute, subaigu
subarachnoid, sous-arachnoïdien
subclavian, sous-clavier
 – steal syndrome, syndrome du vol de la sous-clavière
subcrepitant rale, râle sous-crépitant
subdural, sous-dural
 – hemorrhage, hémorragie sous-durale
subjacent, sous-jacent
subject, sujet
subjective, subjectif
subliminal, sous-liminaire
sublingual, sublingual
submaxillary, sous-maxillaire
submission, abandon
submucous, sous-muqueux
subnormal, subnormal
subphrenic, sous-diaphragmatique
substance, substance
substitute, produit de remplacement
substrate, substrat
subtotal, subtotal
subunit, sous-unité
success, réussite
succussion, succussion
sucking, succion
suckling, allaitement
sudamina, sudamina
sudden, subit
 – infant death syndrome, mort subite du nourrisson
suffer, souffrir
suffused, congestif
sugar, sucre
sugar-coated pill, dragée
suggestibility, suggestibilité
suicid, suicide
suit case, mallette
sulcus, sillon
sulfur, soufre
summary, résumé
sun, soleil
sunburn, coup de soleil
sun-tanned, bronzé
superciliary arch, arcade sourcillière
supercilium, sourcil
superfecundation, superfécondation
superior, supérieur
supination, supination
supplies, accesssoires
supply, apport
support, fourniture, support, soutien, étayer
suppository, suppositoire

suppression, suppression
suppuration, suppuration
supraorbital, susorbitaire
suprapubic, sus-pubien
sural, sural
surdose, surdosage
surface, surface
 – **active**, tensio-actif
surfactant, surfactant
surgeon, chirurgien
surgery, chirurgie
surgical, chirurgical
surrogate, intermédiaire
surrounding, environnant, environnement
survey, enquête
survival, survie
susceptibility, sensibilité
suspension, suspension
suture, suture
swab, écouvillon
swallow, gorgée
swallowing, avalement
swathe, bandage
sweat, sueur
sweep, balayage
sweetness, édulcorant
swelling, tuméfaction
swing, oscillation
switch, interrupteur
sycosis, sycosis
symbiosis, symbiose
symmetry, symétrie
sympathectomy, sympathectomie
sympathetic nervous system, système nerveux sympathique
symphysis, symphyse
symptom, symptôme
 – **free interval**, période asymptomatique
symptomatology, symptomatologie
synapse, synapse
synarthrosis, synarthrose
synchondrosis, synchondrose
synchronization, synchronisation
syncope, syncope
syndrome, syndrome
synechia, synéchie
synergy, synergie
synopsis, résumé
synovectomy, synovectomie
synovial fluid, liquide synovial
synovitis, synovite
synthetic, synthétique
syphilide, syphilide
syphilis, syphilis
syringe, seringue
syringomyelia, syringomyélie
syrup, sirop
system, appareil, système
systemic, général, systémique
systole, systole
systolic, systolique

to tackle : maîtriser.

T

T test, test T de Student
tabes, tabès
table, table, tableau
  – spoon, cuillère à soupe
tablet, comprimé
tachycardia, tachycardie
tactile, tactile
taenia coli, bandelette longitudinale du côlon
tag, étiquette
tail, queue
talipes, pied-bot
  – calcaneus, pied-bot talus
  – equinus, pied-bot varus équin
talk, débat, discussion
tall, grand
talus, astragale
tampon, tampon
tamponade, tamponade
tangible, palpable
tap, ponction, robinet
tape, bande, enregistrer, ficelle
  – adhesive-, sparadrap
  – mesure, toise
tapeworm, cestode, tænia
tapping, claquement
target, objectif
  – cell, cellule-cible
tarsal, tarsien
tarsalgia, tarsalgie
tarsectomy, tarsectomie
tarsoplasty, tarsoplastie
tarsorrhaphy, tarsorraphie
tarsus, tarse
tartar, tartre
taste, goût, saveur
  – bud, bourgeon du goût
taurocholic acid, acide taurocholique
taxinomy, taxinomie
team, équipe
tear, larme
tease, déchirer en lambeau
tea spoon, cuillère à café
teat, mamelon
technique, technique
tectum, toit
  – mesencephali, lame quadrijumelle
teenage, adolescence
teeth, dents
tegument, tégument
tela, toile
telangiectasis, télangiectasie
telemetry, télémétrie
telepathy, télépathie
temper, caractère, humeur
temperament, tempérament
temperature, température
temple, tempe
temporal, temporal
temporomandibular joint, articulation temporo-maxillaire
tender, sensible
tendinitis, tendinite
tendon, tendon
  – reflex, réflexe tendineux
tenesmus, ténesme
tennis elbow, épicondylite
tenoplasty, ténoplastie
tenorrhaphy, ténorraphie
tenosynovitis, ténosynovite
tenotomy, ténotomie
tensioactive, tensio-actif
tension, tension
tensor, tenseur
tent, tente
tentative, incertain
tenuous, ténu
tepid, tiède
teratogen, tératogène
teratoma, tératome
terebrant, térébrant

tingle : picoter -
thrive : se développer (virus) pousser bien (plante)

teres major muscle, muscle grand rond
terminally ill patient, patient en fin de vie
terminology, terminologie
tertian fever, fièvre tierce
tertiary, tertiaire
test, test, épreuve
  – glass, éprouvette
  – meal, repas d'épreuve
  – tube baby, fécondation *in vitro*
testicle, testicule
testing, bilan
testis, testicule
testosterone, testostérone
tetanization, tétanisation
tetanus, tétanos
tetany, tétanie
tetracycline, tétracycline
tetradactylous, tétradactyle
tetraplegia, tétraplégie
thalamus, thalamus
thalassemia, thalassémie
thalassotherapy, thalassothérapie
thalidomide, thalidomide
thaw, dégel
theca, thèque
thecoma, thécome
thenar eminence, éminence thénar
theory, théorie
therapeutic safety margin, marge de sécurité thérapeutique
  – range, fourchette thérapeutique
therapeutics, thérapeutique
therapy, traitement
thermography, thermographie
thermolabile, thermolabile
thermometer, thermomètre
thermophilic, thermophile
thermostat, thermostat
thiamine, thiamine
thick filament, filament épais
thickness, épaisseur
thigh, cuisse
  – bone, fémur
thin, mince
thinness, maigreur
third, troisième
  – age, troisième âge
thirst, soif
thoracic, thoracique
thoracocentesis, thoracocentèse
thoracoplasty, thoracoplastie
thoracoscopy, thoracoscopie
thoracotomy, thoracotomie
thoroughly, totalement
though, cependant
thought, pensée
threadworm, nématode
threat, menace
  – reflex, clignement réflexe
threonine, thréonine
threshold, seuil
thrill, frémissement
throat, gorge
throbbing, pulsatile
thrombectomy, thrombectomie
thrombin, thrombine
thromboangiitis, thromboangéite
thromboarteritis, thromboartérite
thrombocyte, thrombocyte
thrombocytopenia, thrombocytopénie
thrombokinase, thrombokinase
thrombolytic, thrombolytique
thrombopenia, thrombocytopénie
thrombophlebitis, thrombophlébite
thromboplastin, thromboplastine
thrombosis, thrombose
through fare channel, canal de communication
thrush, muguet
thumb, pouce
thymectomy, thymectomie
thymine, thymine
thymocyte, thymocyte

thymoma, thymome
thymus, thymus
thyroglossal cyst, kyste thyréoglosse
thyroid, thyroïde
– **stimulating hormone (TSH)**, hormone thyréotrope (TSH)
thyroidectomy, thyroïdectomie
thyrotoxicosis, thyréotoxicose
thyrotrophin hormone (TSH), hormone thyréotrope (TSH)
thyroxine, thyroxine
tibia, tibia
tic, tic
tick, tique
– **bites**, morsures de tique
tidal volume, volume courant
tidy, ordonné
tie, attache
tight junction, nexus
time, temps
– **lag**, délai
timing, chronométrage
tincture, teinture
tinea, teigne
tinnitus, acouphène
tiny, minuscule
tired, fatigué
tiredness, fatigue
tissue, tissu
titration, titrage
titre, titre
to and fro, de long en large
tocography, tocographie
tocopherol, tocophérol
toe, orteil
tolerance, tolérance
tomography, tomographie
tone, tonus, ton
tongue, langue
tonic, tonique
tonometer, tonomètre
tonsil, amygdale
tonsillectomy, amygdalectomie
tonsillitis, amygdalite
tool, outil
tooth, dent
toothless, édenté
top of the line, haut de gamme
topic, sujet
topical, topique
topography, topographie
torn, déchiré
torpor, torpeur
torsion, torsion
– **spasm**, spasme de torsion
torso, torse
torticollis, torticolis
touch, attouchement, tact, toucher
tough, dur, robuste
tourniquet, garrot
toxemia, toxémie
toxic, toxique
toxicology, toxicologie
toxicomonia, addiction
toxicosis, toxicose
toxin, toxine
toxoid, anatoxine
toxoplasmosis, toxoplasmose
trabecule, trabécule
trabeculotomy, trabéculotomie
trace element, oligo-élément
tracer, marqueur, traceur
trachea, trachée
tracheitis, trachéite
trachelorrhaphy, trachélorraphie
tracheobronchitis, trachéobronchite
tracheostomy, trachéostomie
tracheotomy, trachéotomie
trachoma, trachome
track, piste
tract, faisceau, tractus, voie
– **upper respiratory-**, voies respiratoires supérieures
traction, traction
tragus, tragus
train, s'entraîner
training, entraînement, formation
trait, trait
trance, transe, hypnose

transient : transitoire.

tranquilizer, tranquillisant
transabdominal, transabdominal
transaminase, transaminase
transference, transfert
transfusion, transfusion
transpire, s'avérer
transplant, transplant
transplantation, transplantation
transposition, transposition
transudation, transsudation
transverse, transversal, tranverse
transvestism, travestissement
trapezium, trapèze
trapezius, trapèze
trapezoid, trapézoïde
trapping, piégeage, rétention
trauma, trauma, traumatisme
travel, déplacement
treadmill, tapis roulant
treatment, traitement
  – failure, échec thérapeutique
trematoda, trématode
tremor, tremblement
trend, tendance
trephining, trépanation
trespass, empiéter
trial, épreuve, essai
triceps, triceps
  – reflex, réflexe tricipital
trichiasis, trichiasis
trichinosis, trichinose
trichophytosis, trychophytie
tricuspid valve, valvule tricuspide
trigeminal ganglion, ganglion de Gasser
  – nerve, nerf trijumeau
  – neuralgia, névralgie faciale
trigger, gachette
triggering, déclenchant
trigone, triangle, trigone
trip, voyage
triplegia, triplégie
triplets, triplés
triploid, triploïde
trismus, trismus
trisomy, trisomie

to trip : trébucher.

trivial, banal, insignifiant
trocar, trocart
trochanter, trochanter
trochlea, trochlée
trochlear, trochléaire
  – nerve, nerf pathétique
trophic, trophique
trophoblast, trophoblaste
trophoblastic disease, môle hydatiforme
trouble, difficulté, trouble
troublesome, gênant
true, vrai, juste
troncus, tronc
truncal, tronculaire
trunk, tronc
trush, muguet
truss, bandage herniaire
trust, confiance, espoir
try, essai
trypanosomiasis, trypanosomiase
trypsin, trypsine
trypsinogen, trypsinogène
tryptophan, tryptophane
tsetse fly, mouche tsé-tsé
tubal, tubaire
tube, sonde, tube
tubercle, tubercule
tuberculid, tuberculide
tuberculin, tuberculine
tuberculoma, tuberculome
tuberculosis, tuberculose
tuberculous, tuberculeux
tuberculum, tubercule
tuberosity, tubérosité
tuberous sclerosis, sclérose tubéreuse de Bourneville
tubo-ovarian, tubo-ovarien
tubular, tubulaire
tubule, tubule
tularemia, tularémie
tumefaction, tuméfaction
tumor, tumeur
tunica, tunique
tuning fork, diapason
tunnel, canal, tunnel

turbinate bones, cornets des fosses nasales
turbinectomy, turbinectomie
turgid, enflé, turgescent
turgor, turgescence
turnover, renouvellement
twinge, élancement
twins, jumeaux
twitch, secousse musculaire
tylosis, tylosis
tympanic, tympanique
tympanitis, tympanite
tympanoplasty, tympanoplastie
tympanum, tympan
type, genre, type
typhoid fever, fièvre typhoïde
typhus fever, typhus
typing, groupage
tyrosine, tyrosine

U

ulcer, ulcère
ulcerative, ulcérant
 – colitis, rectocolite hémorragique
ulna, cubitus
ultrasound, ultrason
ultrasonography, ultrasonographie, échographie
ultraviolets rays, rayons ultraviolets
umbilical, ombilical
umbilicated, ombiliqué
umbilicus, ombilic
unavoidable, inévitable
unbearable, insupportable
unciform, unciforme
uncinariasis, ankylostomiase
unconsciousness, inconscience
underlying, sous-jacent
understanding, compréhension
undress, déshabiller
undrinkable, non potable
undulant, ondulant
uneven, impair, inégal
unfold, déplier
unguent, onguent
unguis, ongle
unicellular, unicellulaire
unilateral, unilatéral
union, consolidation, union
uniovular, uniovulaire
uniparous, unipare
unit, appareil, centre, unité
uptake, fixation
urachus, ouraque
urate, urate
urea, urée
uremia, urémie
ureter, uretère
ureteral, urétéral
ureterectomy, urétérectomie
ureteric, urétéral
ureteritis, urétérite
ureterocele, urétérocèle
ureterolith, urétérolithe
ureterolithotomy, urétérolithotomie
ureterovaginal, urétérovaginal
ureterovesical, urétérovésical
urethra, urètre
urethritis, urétrite
urethrocele, urétrocèle
urethrography, urétrographie
urethroplasty, urétroplastie
urethroscope, urétroscope
urethrotomy, urétrotomie
urge, inciter, pousser
urgency, besoin impérieux
uric, urique
urinalysis, analyse urinaire
urinary, urinaire
 – casts, cylindres urinaires
 – sediments, culot urinaire
urination, miction
urine, urine
 – output, diurèse
uriniferous, urinifère
urinometer, urinomètre
urobilin, urobiline
urobilinogen, urobilinogène
urochrome, urochrome
urogenital, urogénital
urography, urographie
urolith, calcul urinaire
urologist, urologue
urology, urologie
urticaria, urticaire
useful, utile
uterine, utérin
uterovesical, utérovésical
uterus, utérus
utricle, utricule
uveal tract, uvée

uveitis, uvéite
uvula, luette, uvula
uvulectomy, uvulectomie
uvulitis, ouranite

wasting: fonte musculaire

W

waddling gait, démarche dandinante, en canard
waist, taille, ceinture
wakefulness, vigilance
walk, marche
walker, déambulateur
walking, ambulation
 – **cast**, botte de marche
 – **tank**, couloir de marche
wall, paroi
wandering, errant
ward, salle d'hôpital
warm, chaud
warning, mise en garde
 – **signal**, signal d'alarme
warranted, justifié
wart, verrue
washing, lavage
wasp, guêpe
waste, déchet
watch this space…, à suivre…
water, eau
wave, onde
 – **burst arrhythmia**, torsade de pointes
wavelength, longueur d'onde
wax, cire
weak, faible
weakness, débilité
weaning, sevrage
wear, porter
wedge, coin
week, semaine
weight, poids
well fed, bien nourri
wen, loupe
wet, mouillé, humide
wetable, mouillable
wetting, mouillant
wheal, papule œdémateuse
wheel chair, fauteuil roulant
wheeze, sifflement respiratoire
whipworm, trichocéphale
whisper, bruit respiratoire
whistle, sifflement
white, blanc
 – **matter**, substance blanche
 – **paper**, livre blanc
whitlow, panaris
whole, entier, complet
whooping cough, coqueluche
wide, large
widening, élargissement
widespread, répandu
windpipe, trachée
wing, aile
winking, clignement
wise, sage
wish, appétence
withdrawal, retrait, sevrage
withdrawn, replié
womb, utérus
wooden, ligneux
wooly hair, lanugo
wooping cough, coqueluche
word, mot
 – **processor**, traitement de texte
work, force, travail
 – **load**, charge de travail
 – **shop**, atelier
World Health Organisation (WHO), Organisation Mondiale de la Santé (OMS)
worm, ver
worn out, fourbu
worsened, aggravé
wound, blessure, plaie
wounded, blessé
wrinkled, ridé
wrist, poignet
writers' cramp, crampe des écrivains
wrong, faux

X

xanthine, xantine
xanthochromia, xanthochromie
xanthoma, xanthome
X chromosome, chromosome X
xerodermia, xérodermie
xerophthalmia, xérophtalmie
xeroradiography, xéroradiographie
xerostomia, xérostomie
xiphoid process, appendice xiphoïde
X-rays, rayons X, radiographie
XYY genotype, syndrome du double Y

Y

yard, yard (0,914 m)
yawn, bâiller
yaws, pian
Y chromosome, chromosome Y
year, année
yeast, levure
yell, hurler
yellow fever, fièvre jaune
yield, production, rendement
yolk, vitellus
  – **sac**, vésicule ombilicale
youth, jeunesse

Z

Z band, strie Z
zeiosis, zéiose
zero, zéro
Z flap, lambeau en Z
zinc, zinc
zona, zona
zonula, zonule
zoology, zoologie
zoonosis, zoonose
zoopsia, zoopsie
zoosperm, spermatozoïde
zoster, zona
zygomatic bone, os malaire
zygote, zygote
zymogen, proenzyme
zymotic, zymotique

FRANÇAIS-ANGLAIS

A

abandon, abandonment, disuse, submission
abandonné, derelict
abandonner, give up
abaque, abacus
abarticulaire, abarticular
abattement, disjection
abcès, abscess
- gingival, gumboil
abdomen, abdomen
abduction, abduction
ablation, removal
- de la langue, glossectomy
- des amygdales et des végétations, adenotonsillectomy
abord, access, approach
abrègement, flattening
absence, lack
- d'utérus, ametria
absolu, absolute
acalculie, acalculia
acanthome, acanthoma
acapnie, acapnia
acariase, acaridiasis
acarien, acarus, mite
acatalasie, acatalasia
acathisie, acathisia
accelerer, boast
accent, emphasis
accepteur, acceptor
accepter, comply
accès, attack, bout, fit, paroxysm, spell
- palustre, acute malaria
accessoire, accessory
accesssoires, supplies
accident, accident
- de la route, road casualty
- de la voie publique, road traffic accident
- du travail, occupational injury
- mortel, fatality
- vasculaire cérébral, cerebrovascular accident, stroke
accidenté, casualty
acclimatement, acclimatation
accommodation, accomodation
accompli, achieved
accord, agreement, settlement
accouchée, puerpera
accouchement, childbirth, delivery, labor, parturition
- avant l' -, antepartum
- naturel, natural childbirth
accoucheur, obstetrician
accouplement, mating
accrocher, cling
acéphale, acephalous
acétabulaire, acetabular
acétaminophène, acetaminophen
acétylcholine, acetylcholine
achalasie, achalasia
achat, purchase
achlorhydrie, achlorhydria
acholie, acholia
achondroplasie, achondroplasia
achromatopsie, achromatopsia
achylie, achylia
acide, acid, sour
- acétylsalicylique, acetylsalicylic acid
- aminé, amino acid
- ascorbique, ascorbic acid
- chlorhydrique, hydrochloric acid
- désoxyribonucléique (ADN), deoxyribonucleic acid (DNA)
- diacétique, diacetic acid
- éthylène diamine tetra acétique, EDTA
- folique, folic acid
- gras, fatty acid
- gras libre, free fat acid

– **lactique**, lactic acid
– **linoléique**, linoleic acid
– **nicotinique**, nicotinic acid
– **nucléique**, nucleic acid
– **para-aminobenzoïque (PABA)**, para-aminobenzoic acid (PABA)
– **para-aminohippurique (PAH)**, para-aminohippuric acid (PAH)
– **phytique**, phytic acid
– **ribonucléique (ARN)**, ribonucleic acid (RNA)
– **taurocholique**, taurocholic acid
acide-citrate-dextrose, ACD
acidémie, acidemia
acidité, acidity
acido-résistant, acid-fast
acidose, acidosis
– **tubulaire rénale**, renal tubular acidosis
acier, steel
acmé, acme
acné, acne, rosacea
acorée, acorea
acorie, acorea
acouphène, tinnitus aurium
acoustique, acoustics
acquis, acquired
âcre, acrid
acrocéphalie, acrocephaly
acrocyanose, acrocyanosis
acrodermatite, acrodermatitis
acrodynie, acrodynia, pink disease
acrokératose, acrokeratosis
acromégalie, acromegalia
acromioclaviculaire, acromioclavicular
acropathie, acropathy
– **ulcéromutilante**, acrodystrophic neuropathy
acrotique, acrotic
acte, measure
– **manqué**, parapraxis
ACTH, ACTH, adrenocorticotrophic hormone, corticotrophin
actine, actin
actinodermatose, actinic dermatosis
action, effect
– **immédiate,** immediate-acting
– **prolongée**, lasting effect, long-acting
activateur, activator
activité, activity
actomyosine, actomyosin
actuel, current
actuellement, currently
acuité, acuity, acuteness
acupuncture, acupuncture
adactylie, adactylia
adaptation, adaptation
– **à l'obscurité**, dark adaptation
– **à la lumière**, light adaptation
adapté, convenient
addiction, addiction, toxicomania
adducteur, adductor
adduction, adduction
adénectomie, adenectomy
adénite, adenitis
adénoamygdalectomie, adenotonsillectomy
adénocarcinome, adenocarcinoma
adénofibrome, fibroadenoma
adénoïde, adenoid
adénoïdectomie, adenoidectomy
adénoïdite, adenoiditis
adénolipome, adenolipoma
adénolymphome, adenolymphoma
adénomatose, adenomatosis
adénome, adenoma
– **chromophobe**, chromophobe adenoma
adénomyome, adenomyoma
adénopathie, adenopathy
adénosine, adenosine
– **diphosphate (ADP)**, adenosine diphosphate (ADP)

– monophosphate (AMP), adenosine monophosphate (AMP)
– triphosphate (ATP), adenosine triphosphate (ATP)
adénovirus, adenovirus
adéquat, proper
adhérence, accretion
adhésion, adhesion
adipeux, adipose
adipocyte, adipose cell, fat cell, lipocyte
adiposité, fatness
admission, admission, entrance
ADN, DNA
adolescence, teenage
adoucissant, demulcent
adoucissement, softening
adrénaline, adrenaline, epinephrine
adrénergique, adrenergic
adrénocorticotrope, hormone (ACTH), adrenocorticotropic hormone (ACTH)
adrénolytique, adrenolytic
adresse, skill
adulte, adult, grown up
adventice, adventitia
aérobie, aerobe, aerobic
aérodontalgie, aerodontalgia
aéroembolisme, air embolism
aérophagie, aerophagy
aérosol, spray
affamé, starved
affect, affect
affectation, self-consciousness
affection, disease
– démyélinisante, demyelinating disease
afférent, afferent
affinité, affinity
affirmation, statement
afibrinogénémie, afibrinogenemia
aflatoxine, aflatoxin
agalactie, agalactia
agammaglobulinémie, agammaglobulinemia
agar, agar
âge, age
– adulte, adulthood
– osseux, bone age
– troisième, third old
agénésie, agenesis
agent alkylant, alkylating agent
agglutination, clumping
agglutinine, agglutinin
– froide, cold agglutinin
agglutinogène, agglutinogen
aggravé, worsened
aggressine, aggressin
agitation, excitement
agnathie, agnathia
agnosie, agnosia
agoniste, agonist
agonie, agony
agoraphobie, agoraphobia
agrafe, clip
agranulocytose, agranulocytosis
agraphie, agraphia
agrégat, aggregate
agrégation plaquettaire, platelet clumping
agressif, harsh
agression, aggression
agrippement, grasping
aide, assistance, help
– soignante, nursing auxiliary
aïeul, forefather
aigre, sour
aigreur, acor
aigu, acute, sharp
aiguille, acus, needle
aile, ala, wing
– blanche interne, hypoglossal triangle
aimant, magnet
aine, groin
air, air
– résiduel, residual air
aire, area
aisselle, arm pit, axilla

ajouter, add
ajustement, adjustment
akathisie, akathisia
akinésie, acinesia
albinisme, albinism
albinos, albino
albumine, albumin
albuminurie, albuminuria
alcalin, alkali, alkaline
alcalinité, alkalinity
alcalinurie, alkalinuria
alcaloïde, alkaloid
alcalose, alkalemia, alkalosis
alcaptonurie, alkaptonuria
alcool, alcohol
– **éthylique**, ethanol
alcoolique, alcoholic, inebriate
alcoolisme, alcoholism
alcootest, breath analyser test
aldéhyde, aldehyde
aldostérone, aldosterone
alexie, alexia
alèze, bedpad, drawsheet
algésie, algesia
algide, algid
algie, pain
– **vasculaire de la face,** cluster headache
algogène, algogenic
algorithme, algorithm
algue, alga
aliénation, insanity
– **mentale**, alienation
aliéné, lunatic, mad
alignement, alignment
– **dentaire défectueux**, malalignment
aliment, food, nutrient, nutriment
alimentaire, alimentary, dietary
alimentation, diet, feed, feeding
– **parentérale**, enteral feeding
alitement, confinement
allaitement, breast feeding, lactation, suckling
allantoïde, allantois
allèle, allele
allélomorphe, allelomorph
allergène, allergen
allergie, allergy
alliage, alloy
allo-anticorps, alloantibody
allo-antigène, alloantigen
alloesthésie, allocheiria
allogreffe, allograft
allopathie, allopathy
alloplastie, alloplasty
allure, gait, pace
alopécie, alopecia, baldness
alpha-fœtoprotéine (AFP), alphafetoprotein (AFP)
alphachymotrypsine, alphachymotrypsin
altération, damage, impairment
alvéolaire, alveolar
alvéole, alveolus
– **pulmonaire**, air cell
alvéolite, alveolitis
amalgame, amalgam
amas, mass, cluster
amastie, amastia
amaurose, amaurosis
ambiant, ambient
ambidextre, ambidextrous
ambivalence, ambivalence
amblyopie, amblyopia
ambulation, walking
ambulatoire, ambulant, ambulatory
âme, soul
amélie, amelia
amélioration, improvement
améloblastome dentifié, odontoma adamantinum
aménorrhée, amenorrhea
amer, bitter
amétrie,ametria
amétropie, ametropia
amiante, asbestos
amibe, ameba
amibiase, amebiasis
amidon, starch
amine, amine

amines pressives, pressor amines
amino-acidurie, amino-aciduria
amitié, regards
amitose, amitosis
ammoniaque, ammonia
amnésie, amnesia
– **antérograde**, ecmnesia
amniocentèse, amniocentesis
amniographie, amniography
amnios, amnion
amoebicide, amebicide
amoebome, ameboma
amollissant, enervating
amorphe, amorphus
amortissement, damping
ampère, ampere
amphiarthrose, amphiarthrosis
amphotère, amphoteric
ampliation, expansion
ampoule, ampulla, blister
amputation orthopédique, kineplasty
amulette, spell
amygdale, amygdala, tonsil
amygdalectomie, tonsillectomy
amygdalite, tonsillitis
amylase, amylase
amyloïdose, amyloidosis
amyotonie, amyotonia
amyotrophie, amyotrophy, muscular atrophy
– **spinale**, spinal muscular atrophy
anabolisme, anabolism
anacrote, anacrotic
anaérobie, anaerobe
analbuminémie, analbuminemia
analeptique, analeptic
analgésie, analgesia
– **sacrée**, caudal analgesia
analgésique, analgesic
analogue, analogous, kindred
analphabétisme, illiteracy
analyse, analysis, review
– **factorielle**, multiple factor analysis
– **urinaire**, urinalysis
anaphase, anaphase
anaphorèse, anaphoresis
anaphylaxie, anaphylaxis
anaplasie, anaplasia
anasarque fœtoplacentaire, hydrops fetalis
anastomose, anastomosis
anatomie, anatomy
– **pathologique**, pathology
anatoxine, toxoid
androgène, androgen
androstérone, androsterone
anémie, anemia
– **aplasique**, aplastic anemia
– **hémolytique**, hemolytic anemia
anencéphalie, anencephaly
anéroïde, aneroid
anesthésie, anesthesia
– **en gant**, glove anesthesia
– **locorégionale**, regional anesthesia
– **par bloc nerveux**, nerve block anesthesia
– **péridurale**, epidural analgesia
anesthésique, anesthesic
anesthésiste, anesthesist
aneuploïde, aneuploid
anévrisme, aneurysm
– **artérioveineux**, arteriovenous aneurysm
– **disséquant**, dissecting aneurysm
angéite, angiitis
angiectasie, angiectasis
angine, sore throat
– **de poitrine**, angina pectoris, angor
– **herpétiforme**, herpangine
– **phlegmoneuse**, quinsy
angiocardiogramme, angiocardiogram
angiocardiographie, angiocardiography
angiocholite, cholangitis

angiogramme, angiogram
angiographie, angiography
angiomatose, angiomatosis
angiome, angioma
 – caverneux, cavernous nevus
 – plan, capillary nevus
 – stellaire, spider nevus
angioneurotique, angioneurotic
angioplastie, angioplasty
angiosarcome, angiosarcoma
angiospasme, angiospasm
angiotensine, angiotensin
angle, flexure
angoisse, anguish
anhidrose, anhidrosis
anhidrotique, anhidrotic
anhydre, anhydrous
animal familier, pet
 – témoin, control animal
animé, brisk
anion, anion
aniséiconie, aniseikonia
anisochromatopsie, anisochromatopsia
anisocorie, anisocoria
anisocytose, anisocytosis
anisomélie, anisomelia
anisométropie, anisometropia
ankyloblépharon, ankyloblepharon
ankyloglossie, ankyloglossia
ankylose, acampsia, ankylosis
ankylostome, hookworm
ankylostomiase, ancylostomiasis, miner's anemia, uncinariasis
anneau, ring
 – de Kayser-Fleicher, pericorneal ring
année, year
annexes, adnexa
annulaire, annular, ring finger
anode, anode
anomalie, defect
anomie, anomia
anonychie, anonychia
anopérinéal, anoperineal
anorchide, anorchous
anorectal, anorectal
anorexie, anorexia
 – mentale, anorexia nervosa
anorexigène, appetite suppressant
anorganique, inorganic
anormal, aberrant, abnormal, anomalous
anormalement petit, justo-minor
anormalité, abnormality
anosmie, anosmia
anovulation, anovulation
anoxémie, anoxemia
anoxie, anoxia
anse, loop
antagoniste, antagonist
antalgique, anodyne
antécédents, background, case history, history
 – familiaux, family history
antéhypophyse, adenohypophysis
antenne de réanimation, flying squad
antérieur, anterior, ventral
antérograde, anterograde
antéroinférieur, anteroinferior
antérointerne, anterointernal
antérolatéral, anterolateral
antéromédian, anteromedian
antéropostérieur, anteroposterior
antérosupérieur, anterosuperior
antéversion, anteversion
anthelminthique, anthelmintic, helminthagogue
anthracose, anthracosis
anthrax, carbuncle
anthropoïde, anthropoid
anthropologie, anthropology
antiacide, antacid
antiagrégant plaquettaire, platelet suppressive agent
antibiotique, antibiotic
anticholinergique, anticholinergic

anticholinestérase, anticholinesterase
anticoagulant, anticoagulant
anticodon, anticodon
anticonceptionnel, contraceptive
anticonvulsivant, anticonvulsant
anticorps, antibody
- **bloquant**, blocking antibody
- **froid**, cold antibody
- **incomplet**, incomplete antibody

antidiurétique, hormone (ADH), antidiuretic hormone (HAD)
antidépresseur, antidepressant
antidote, antidote
antifungique, antimycotic
antigalactique, lactifuge
antigène, antigen
antihistaminique, antihistaminic
antimétabolite, antimetabolite
antimigraineux, antimigraine
antimitotique, antimitotic
antipaludique, antimalarial
antipéristaltisme, antiperistalsis
antiphlogistique, antiphlogistic
antiprurigineux, antipruritic
antipyrétique, antipyretic
antiscabieux, acaricide
antiscorbutique, antiscorbutic
antiseptique, antiseptic
antisérum, antiserum
antispasmodique, antispasmodic
antithrombine, antithrombin
antithyroïdien, antithyroid
antitoxine, antitoxin
antivenin, antivenin
antre, antrum
antrotomie, antrotomy
anurie, anuria
anus, anus
anxiété, anxiety
anxieux, anxious
aorte, aorta
aortique, aortic
aortite, aortitis
apathie, apathy
aperception, apperception
apéristaltisme, aperistalsis
aphakie, aphakia
aphagie,aglutition
aphasie, aphasia
aphonie, aphonia
aphrodisiaque, aphrodisiac
aphte, aphta
- **buccal**, aphtous stomatitis

aplasie, aplasia
- **médullaire**, bone marrow aplasia

apnée, apnea
apogée, prime
aponévrose, aponeurosis, fascia
- **de Denonvilliers**, rectovesical septum

apophyse, apophysis, process
- **épineuse**, spine of vertebra
- **mastoïde**, mastoid process

apoplexie, apoplexy
appareil, apparatus, appliance, device, system, unit
- **autopiqueur,** fingerstick device
- **de réanimation**, life support machine
- **juxtaglomérulaire**, juxtaglomerular apparatus
- **orthopédique**, brace
- **psychique**, psychic apparatus

apparence, appearance
- **en-,** ostensibly

apparenté, kindred, related
appariement, matching, pairing
appendice, appendix
- **xiphoïde**, ensiform cartilage, xiphoid process

appendicectomie, appendicectomy
appendicite, appendicitis
appétence, wish
applicateur, applicator
application, application, implementation

autolyse, autolysis
automatisme, automatism
autoplastie, autoplasty
autopsie, autopsy
autoradiographie, autoradiography
autorégulation, self-regulation
autorisation de sortie, leave
autosomique, autosomal
autosuggestion, autosuggestion
autotransfusion, autotransfusion
autour, circa
avalement, swallowing
avancé, advanced
avancement, advancement, progress
avant, en, forwards
avant-bras, forearm
avant la mort, antemortem
avarié, spoiled
avasculaire, avascular
avéré, confirmed
avérer (s'), transpire
aveugle, blind
aviaire, avian
avirulent, avirulent
avis, notice
avitaminose, avitaminosis
avortement, abortion
 – provoqué, induced abortion
axe, axis
axénique, germ-free
axillaire, axillary
axone, axon
axonotmésis, axonotmesis
azoospermie, azoospermia
azote, nitrogen
azotémie, azotemia
azoturie, azoturia

B

babil, prattle
bac, pan
bacillaire, bacillary
bacille, bacillus
– **de la diphtérie**, Klebs-Loeffler bacillus
bacillurie, bacilluria
bactéricide, bactericidal
bactérie, bacterium
– **aérogène**, aerogen
bactériémie, bacteriemia
bactérien, bacterial
bactéries, bacteria
bactériologie, bacteriology
bactériolytique, bacteriolytic
bactériophage, bacteriophage
bactériostatique, bacteriostatic
bactériurie, bacteriuria
badigeonnage, painting
bagassose, bagassosis
bâiller, yawn
bain, bath
baiser, kiss
balance, scale
balanite, balanitis
balayage, scanning, sweep
ballonisation valvulaire, floppy valve syndrom
ballonnement, ballooning
ballottement, ballottement
banal, trivial
bandage, bandage, swathe
– **herniaire**, truss
bande, band, strip, tape
– **plâtrée**, casting tape
bandelette, band
– **diagnostique,** test strip
– **longitudinale du côlon**, longitudinal band of colon, taenia coli
– **optique**, optic tract
banque de sang, blood bank
bar, bar
barorécepteur, barorecepteur
barre, bar
– **de soutien,** safety rail
barrière, barrier
– **hématoméningée**, blood-brain barrier
– **placentaire**, placental barrier
bartholinite, bartholinitis
bas, low
basal, basal
base, base, basis
– **de données**, data base
basilaire, basilar
basique, basic
basophile, basophil, basophilic
bassin, basin, pelvis
– **androïde**, android pelvis
– **de lit**, bedpan
bassinet, renal pelvis
bâtonnet, rod
battement, beat
– **cardiaque**, heart beat
baume, balm, balsam
bave, dribble
béance du col utérin, incompetent cervix
bec, beak
– **de lièvre**, cleft palate, harelip
– **de perroquet**, beak shaped osteophyte
bégaiement, stammering, stuttering
behaviorisme, behaviorism
bénignité, mildness
bénin, benign, bland, innocent, mild
béquilles, crutches
berceau, cradle
bérylliose, berylliosis
besoin, need, requirement

– impérieux, urgency
bestialité, bestiality
bêta, beta
bêta-bloquant, beta blocker
bête, silly
bézoard, bezoar
biauriculaire, binaural
biberon, bottle
bibliothèque, library
biceps, biceps
bicorne, bicornuate
bicuspide, bicuspid
bien, well
– nourri, well fed
– portant, healthy
bifide, bifid
bifurqué, bifurcate
bilan, balance, check up, testing
– énergétique, energy balance
bilatéral, bilateral
bile, bile, fel, gall
biliaire, biliary
bilieux, bilious
bilirubine, bilirubine
biliurie, biluria
biliverdine, biliverdine
bimanuel, bimanual
binoculaire, binocular
biochimie, biochemistry
biogenèse, biogenesis
biologie, biology
biométrie, biometry
biophysique, biophysics
biopsie, biopsy
– exérèse, excisional biopsy
biosynthèse, biosynthesis
biotine, biotin
biovulé, binovular
bisexué, bisexual
bistouri, bistoury, knife
bizarre, odd
blanc, white
blastocyte, blast cell
blastomycose, blastomycosis
– chéloïdienne, Lobo's disease
blennorrhée, blennorrhea
blépharite, blepharitis
blépharospasme, blepharospasm
blessé, casualty, wounded
blesser, injure
blessure, injury, wound
blindage, shield
bloc, block
– auriculo-ventriculaire, atrio-ventricular block
– cardiaque, heart block
– de branche, bundle branch block
blocage, block, lock
– articulaire, ankylosis
blond, fair-haired
bloqué, locked
– épaule, frozen shoulder
boire, drink
bol, bolus
bond, leap
bord, border, edge, marging
bordure, border, limbus
borreliose, relapsing fever
bosse, boss, bump, lump
– sérosanguine, caput succedaneum
botte de marche, walking cast
botulisme, botulism
bouche, mouth
– -à-bouche, mouth-to-mouth, kiss of life
bouchée, mouthfull
bouchon, plug
boucle, curl, loop
boue, mud, sludge
bouffée, burst, puff
– de chaleur, hot flush
bougie, bougie, candle
bouillon de culture, culture broth
boulimie, bulimia
bourbillon, core of boil
bourbouille, prickly heat
bourdonnement d'oreilles, buzzing in the ears
bourgeon, bud

– **charnu**, granulation tissue
– **du goût**, taste bud
bourse, bursa, pouch, scrotum
boussole, compass
bout, end
bouteille, bottle
bouton, pimple, button, sone
– **d'Orient**, oriental sore
– **de fièvre**, cold sore
boutonnière, buttonhole
brachial, brachial
brachycéphalie, brachycephaly
bradycardie, bradycardia
bradykinine, bradykinin
branche, branch, ramus
branchement, plug
branchial, branchial
bras, arm, brachium
bregma, bregma
brevet, license, patent
broche, pin
bromhidrose, bromidrosis
bromisme, bromism
bronche, bronchial tube, bronchus
bronchectasie, bronchiectasis
bronchiole, bronchiole
bronchiolite, bronchiolitis
bronchique, bronchial
bronchite, bronchitis
bronchogénique, bronchogenic
bronchographie, bronchography
broncholithe, broncholith
bronchopneumonie, bronchopneumonia
bronchoscope, bronchoscope
bronchoscopie, bronchoscopy
bronchospasme, bronchospasm
bronzé, sun-tanned
brosse, brush
broyage, milling
brucellose, brucellosis
bruit, bruit, noise
– **de galop**, gallop rhythm
– **deuxième- du cœur**, second heart sound
– **du cœur**, heart sound
– **respiratoire**, breath sound, whisper
brûlure, burn, scald
– **gastrique**, stomach pain
– **petite-,** singe
brut, crude
bubon, bubo
buccal, buccal, oral
buccinateur, buccinator
buisson, bush
bulbe, bulb
– **rachidien**, medulla oblongata, spinal bulb
bulle, bubble, bulla
bureau, office
bursite, bursitis
but, aim, goal, purpose
butée, joint stop
byssinose, byssinosis

C

caca, pooh
cachet, cachet
cachexie, cachexia
cadavre, cadaver, corpse
cadre, frame, framework, setting
caducée, caduceus
caduque, caduca, decidua
caféine, caffeine
cage thoracique, rib cage
caillot, clot
 – **sanguin**, blood clot
cal, callus
 – **vicieux**, malunion
calcaire, calcareous
calcanéum, calcaneus, heel bone
calcémie, calcemia
calciférol, calciferol
calcification, calcification
calcitonine, calcitonin
calcium, calcium
calcul, calculus, concretion, stone
 – **biliaire**, gallstone
 – **urinaire**, urolith
 – **vésical**, cystolithiasis
calibre, gauge
calibrer, calibrate
calice, calyx
callosité, callosity, keratoma, keratosis
calmar, squid
calorie, calorie
calorigène, calorific
calorimètre, calorimeter
calotte, cap
 – **crânienne**, calvaria
calvitie, alopecia, baldness
camisole de force, strait jacket
canal, canal, channel, duct, ductus, tunnel, vas
 – **artériel**, ductus arteriosus
 – **artériel systémique**, patent ductus arteriosus
 – **biliaire**, bile duct
 – **carpien**, carpal tunnel syndrome
 – **cystique**, cystic duct
 – **de communication,** through fare channel
 – **galactophore**, lactiferous duct
 – **ionique**, ion channel
 – **sacré**, sacral canal
 – **semicirculaire**, semicircular canal
canalicule, canaliculus
canapé, couch
cancer, cancer, carcinoma
 – **bronchique**, bronchial carcinoma
cancérophobie, cancerophobia
cancroïde, cancroid
canine, canine teeth
cannabisme, hashishism
canne anglaise, forearm crutch
canule, cannula
capacité, ability, capacity
 – **respiratoire**, lung capacity
 – **vitale (CV)**, vital capacity (VC)
capillaire, capillary
capital, paramount
capsule, capsule
capsulite, capsulitis
capsulotomie, capsulotomy
capuchon, cap
 – **céphalique**, acrosome cap
 – **muqueux**, pericoronal flap
caractère, temper
caractéristique, feature
carboxyhémoglobine, carboxyhemoglobin
carcinogène, carcinogenic
carcinoïde, carcinoid
carcinomatose, carcinomatosis
carcinome, carcinoma

cardia, cardia
cardiaque, cardiac
cardiographe, cardiograph
cardiologie, cardiology
cardiomyopathie, cardiomyopathy
cardiopathie, cardiopathy, heart disease
– **congénitale**, congenital heart disease
– **ischémique**, ischemic heart disease
– **rhumatismale**, rheumatic heart disease
cardiospasme, cardiospasm
cardiovasculaire, cardiovascular
cardite, carditis
carence, deficiency, deprivation
carène, carina
carie, caries, dental decay
carné, carneous
caroncule, caruncle
– **lacrymale**, lacrimal caruncle
– **urétrale**, urethral caruncle
carotène, carotene
carotide, carotid
carpe, carpus
carpométacarpien, carpometacarpal
carré, quadrate, square
carte, board, map
cartilage cricoïde, cricoid cartilage
cartographie, mapping
cartouche, cartridge
caryotype, karyotype
cas publié, case report
caséine, casein
cassure, break
castration, castration
casuistique, casuistics
catabolisme, catabolism
catalepsie, catalepsy
catalyseur, catalyst
cataphorèse, cataphoresis
cataplexie, cataplexy
cataracte, cataract
catarrhe, catarrh
catatonie, catatonia
catharsis, catharsis
cathartique, cathartic
cathéter, catheter
cathétérisme, catheterism
cation, kation
cauchemar, nightmare
caudé, caudate
causal, causative
caustique, caustic
cautère, cautery
caverne, cavitation
cavité, chamber
– **articulaire**, socket
– **pelvienne**, cavity of pelvis
cæcum, cecum
cécité, blindness
ceinture, belt, girdle, waist
– **pelvienne**, hip girdle
célibataire, single
cellule, cell
– **bordante**, oxyntic cell, parietal cell
– **caliciforme**, goblet cell, mucous cell
– **-cible**, target cell
– **ciliée**, hair cell
– **en ilôt**, islet cell
– **hela**, hela cell
cellulite, cellulitis
cellulose, bulk, cellulose
cénesthésie, kinesthesis
centigrade, centigrade
centimètre, centimetre (cm)
centre, center, centrum, unit
– **du langage**, speech center
centrifugeuse, centrifuge
centripète, centripetal
centromère, centromere
cependant, though
céphalée, headache
céphalique, cephalic
céphalocèle, cephalocele
céphalométrie, cephalometry

cercaire, cercaria
cerclage, banding
cérébral, cerebral
cérébration, cerebration
certificat prénuptial, premarital certificate
cérumen, cerumen, ear wax
cerveau, brain, cerebrum
 – antérieur, forebrain
cervelet, cerebellum
cervical, cervical
cervicectomie, cervicectomy
cervicite, cervicitis
césarienne, caesarian section
cestode, cestode, tapeworm
cétone, ketone
cétonémie, acetonemia, ketonemia
cétonurie, acetonuria, ketonuria
cétose, ketosis
cétostéroïde, ketosteroid
chaîne, chain
chair, flesh
 – de poule, goose flesh
chaise, chair
chalazion, meibomian cyst
chaleur, calor, heat
chambre, chamber, room
 – postérieure de l'œil, posterior chamber of eye
champ, area
 – récepteur, receptive field
 – visuel, field of vision
champignon, fungus
chancre, chancre
chancroïde, chancroid
changement, alteration
charbon, anthrax, malignant pustule, pustula maligna
charge, charge
 – de travail, work load
charlatan, quack
charnu, carneous
charpie, lint
chaud, hot, warm
chaussette, sock
chaussure, shoe
chauve, bald
chef, caput
chéilite, cheilitis
chéiloplastie, cheiloplasty
chélateur, chelating agent
chéloïde, keloid
chémorécepteur, chemoreceptor
chémosis, chemosis
chercheur, researcher
 – d'emploi, job-seeker
chevauchement, overlap
cheveu, hair
cheville, ankle
chevrottement, quaver
chiasma, chiasma
 – optique, chiasma opticum, optic chiasma
chiffre, number, figure
chimère, chimera
chimie, chemistry
chimiorécepteur, chemoreceptor
chimiotactisme, chemotaxis
chimiothérapie, chemotherapy
chimiotropisme, chemotropism
chiropracteur, chiropractor
chiropraxie, chiropractic
chirurgical, surgical
chirurgie, surgery
 – correctrice, reparative surgery
 – plastique, plastic surgery
 – reconstructive, reconstructive surgery
chirurgien, surgeon
chlamydiase, chlamydiosis
chloasma, chloasma
chlorhydrate, hydrochloride
chloroforme, chloroform
chlorome, chloroma
chlorure, chloride
choanes, choanae
choc, bump, shock
 – de pointe, apex beat
 – rotulien, patella impact
choix, choice
 – premier -, first-line

cholagogue, cholagogue
cholangiogramme, cholangio-gram
cholécystectomie, cholecystec-tomy
cholécystenstérostomie, chole-cystenterostomy
cholécystite, cholecystitis
cholécystographie, cholecysto-graphy
cholécystolithiase, cholecystoli-thiasis
cholécystostomie, cholecystos-tomy
cholédocholithotomie, choledo-cholithotomy
cholédochotomie, choledocho-tomy
cholélithiase, cholelithiasis
cholémie, cholemia
choléra, cholera
cholestéatome, cholesteatoma
cholestérol, cholesterol
cholinergique, cholinergic
cholinestérase, cholinesterase
cholurie, choluria
chondriome, chondriome
chondrite, chondritis
chondrodynie, chondralgia
chondromalacie, chondromalacia
chondrome, chondroma
chondrosarcome, chondrosar-coma
chorde, chorda
chordée, chordee
chordite, chorditis
chorée, chorea
chorion, chorion
choroïde, choroid
choroïdite, choroiditis
choroïdocyclite, choroidocyclitis
chromatine, chromatin
chromatographie, chromatography
chromosome, chromosome
  – X, X chromosome
  – Y, Y chromosome
chronique, chronic
chronométrage, timing
chuintement, hissing
chute, fall, shedding
chyle, chyle
chyleux, chylous
chylifère, chylous, lacteal
chylomicron, chylomicron
chyme, chyme
cicatrice, cicatrix, scar
cicatriciel, cicatricial
cicatrisation, healing, scarring
  – de première intention, first intention
cil, eyelash, cilia
cinésie, kinesis
cinétique, kinetics
circadien, circadian
circiné, circinate
circoncision, circumcision
circonscrit, circumscribed
circonvolution, convolution, gyrus
circulation, circulation
cire, wax
cirrhose, cirrhosis
cirsoïde, cirsoid
cisaillement, shearing
ciseaux, scissors
citer, mention
citerne, cistern
  – de Pecquet, ampulla chyli
  – grande - cérébrale, cisterna magna
civière, stretcher
clair, clear
clairance, clearance
clamp, clamp
claquement, clap, click, snap, tap-ping
classe, class
classement, grading
claudication, claudication, limp
  – intermittente, intermittent claudication
claustrophobie, claustrophobia

conservateur, conservative
consolidation, consolidation, union
consommation, consumption
- **d'oxygène**, oxygen uptake
constant, consistent
constante, constant
constipation, constipation
constitutionnel, constitutional
constriction, constriction
contact, contact, relation
contage, contact
contagieux, contagious
contagion secondaire, cross-infection
contaminé, contaminated
contenu, content
contondant, blunt
contour, outline
contraceptifs oraux, contraceptive pills
contraception, contraception
contraction, contraction
- **en sablier**, hourglass contraction
contracture, contracture
- **ischémique**, ischemia contracture
contrainte, stress
contre-indication, contraindication
controlatéral, contralateral
contrôle, control
contusion, bruise, contusion
convalescence, convalescence
convection, convection
convergence, convergence
conversion, conversion
convexe, convex
convulsion, convulsion
copulation, copulation
coqueluche, pertussis, whooping cough
cor, clavus, corn
coracoïde, coracoid
corde, cord
cordon, chorda, cord
- **sanitaire**, sanitary cordon
- **spermatique**, spermatic cord
corne, horn
corné, keratic
cornée, cornea
cornets des fosses nasales, turbinate bones
cornue, retort
coroner, coroner
coronoïde, coronoid
corps, body, corpus, shaft
- **calleux**, corpus callosum
- **cellulaire**, cell body
- **ciliaire**, ciliary body, corpus ciliare
- **étranger**, foreign body
- **genouillé**, geniculate body
- **jaune**, corpus luteum
- **mamillaire**, mammillary body
- **résiduel**, residual body
- **strié**, striate body
- **vertébral**, vertebral body
- **vitré**, vitreous body
corpulence, corpulence, corpulency
corpuscule, body, corpuscule
correctif, corrective
corrosif, corrosive
cortex, cortex
cortical, cortical
corticostéroïde, adrenocortical, corticosteroid
corticosurrénale, adrenal cortex
cortisol, cortisol
cortisone, cortisone
coryza, coryza
cosmétique, cosmetic
costal, costal
costochondrite, costochondritis
cotation, score
- **d'Apgar**, Apgar's score
côte, rib
côté, side
cotylédon, cotyledon
cou, neck

cou-de-pied, instep
couche, coat, layer, lying, sheet, stratum
 – de cellules à épines, prickle-cell layer
couché, recumbent
couches de bébé, diaper
coude, cubit, cubitus, elbow
couleur, colour
couloir de marche, walking tank
coup, bump, shot
 – d'œil, glance
 – de chaleur, heat stroke
 – de pied, kick
 – de soleil, sunburn
coupe, cup, slice
coupure, cut
 – de courant, power cut
courant, current, stream
 – alternatif, alternating current
courbature, lameness
courbe, bend, curve
courbure, flexure
couronne, crown
 – ajustée, shell crown
 – de dent, corona dentis
courrier, mail
cours, course
court, short
 – terme, à, short term
court-circuit, short circuit
coussinet, pad
couture, seam
couverture, coverage
couveuse, incubator
coxalgie, coxalgia
cœliaque, celiac
cœlioscopie, celioscopy
cœur, cardia, heart
 – pulmonaire, cor pulmonale
cœur-poumon artificiel, heart lung machine
crainte, fear
crampe, cramp
 – des écrivains, writers' cramp
crâne, cranium, skull
cranioclaste, cranioclast
craniométrie, craniometry
craniopharyngiome, craniopharyngioma
craniosténose, craniostenosis
craniosynostose, craniosynostosis
craniotabès, craniotabes
craniotomie, craniotomy
crase, crasis
créatine, creatine
créatinine, creatinine
crèche, day nursery
crème, cream
crépitation, crepitation, crepitus
crête, crest, ridge
 – ampullaire, acoustic crest
 – iliaque, iliac crest
crétinisme, cretinism
creux, hollow
cri, cry, shout
criblage, screening
criblé, cribriform
crise, attack, crisis, seizure, spell
 – d'épilepsie, epileptic crisis, epileptic seizure
cristallin, lens
cristalloïde, crystalloid
cristallurie, crystalluria
critère de jugement, end point
 – principal d'évaluation, main end point
critique, critical
crochet, hook
croissance, growth
croissant, crescent
croup, croup
croûte, crust, scab
 – de lait, milkcrust
crucial, crucial
cruciforme, crucial
crural, crural
cryesthésie, cryesthesia
cryoanalgésie, cryoanalgesia
cryochirurgie, cryosurgery
cryothérapie, cryotherapy
cryptorchidie, cryptorchism

cubitus, cubit, cubitus, ulna
cuillère, tea spoon
- **à café**, tea spoon
- **à soupe**, table spoon
cuillérée, spoonful
cuisse, thigh
cuivre, copper
culdoscopie, culdoscopy
culot urinaire, urinary sediments
culotte, knickers
culture, culture
cunéiforme, cuneiform, sphenoid
curare, curare
curatelle, guardianship
curatif, curative
cure, aversion therapy
- **de dégoût**, aversion therapy
- **de sommeil**, sleep treatment
curetage, curettage
curette, curette
curieux de savoir, eager
cutané, cutaneous
cuticule, cuticle
cuvette, basin, pan
cyanocobalamine, cyanocobalamin
cyanose, cyanosis
cycle, cycle
- **anovulatoire**, anovulatory cycle
- **de Krebs**, citric acide cycle, Krebs'citric acid cycle
cyclite, cyclitis
cyclodialyse, cyclodialysis
cycloplégie, cycloplegia
cyclothymie, cyclothymia
cyclotomie, cyclotomy
cylindre, cast
- **épithélial**, epithelial cast
- **hématique**, blood cast
- **urinaire**, urinary cast
cyphoscoliose, kyphoscoliosis
cyphose, kyphosis
cystadénome, cystadenoma
cystectomie, cystectomy
cysticercose, cysticercosis
cystinose, cystinosis
cystinurie, cystinuria
cystite, cystitis
cystocèle, cystocele
cystographie, cystogram
cystométrie, cystometry
cystoscope, cystoscope
cystostomie, cystostomy
cystotomie, cystotomy
cytochrome, cytochrome
cytogénétique, cytogenetics
cytologie, cytology
- **exfoliative**, exfoliative cytology
cytolyse, cytolysis
cytomètre, cytometer
cytopathogène, cytopathic
cytoplasme, cytoplasm
cytotoxine, cytotoxin
cytotoxique, cytotoxic
cytotrophoblaste, cytotrophoblast

D

dacryo-cystorhinostomie, dacryocystorhinostomy
dacryoadénite, dacryoadenitis
dacryocystite, dacryocystitis
dacryolithe, dacryolith
dactylie, dactylitis
dactylologie, dactylology
daltonisme, colour blindness, daltonism
dangereux, hazardous
danse de Saint Guy, Saint Vitus'dance
dard, sting
dartre, scurf
darwinisme, darwinism
date, date
  – de présomption, expiry date
dB, dB
de côté, sideways
  – long en large, to and fro
déambulateur, walker
débat, talk
débile, dull, feeble minded
débilité, debility, infirmity, weakness
débit, outflow, output
  – cardiaque, cardiac output
  – de pointe, peakflow
  – expiratoire, expiratory flow rate
  – sanguin, blood flow
débordement, overflow
debout, erect
début, onset, start
décalage horaire, jet-lag
décapsulation, decapsulation
décennie, decade
décérébré, decerebrate
décharge, discharge
déchet, waste
déchiré, torn
déchirer en lambeau, tease
déchirure, laceration
décibel (db), decibel (db)
déclaré, reported
déclarer, notify
déclenchant, triggering
décollation, decapitation
décollement, detachment
  – de rétine, retinal detachment
décolorant, bleach
décompensation, decompensation
décomposition, breakdown, decay, decomposition
décompression, decompression
déconditionnement, deconditioning
découverte, finding
décubitus, reclined position
décussation, decussation
dédoublement, duplication, splitting
défaut, bug, defect, flaw
défécation, defecation
défectueux, faulty
défi, challenge
défibrillateur, defibrillator
défibriné, defibrinated
déficit musculaire, muscle weakness
déformation, deformity, strain
dégel, thaw
dégénérescence, degeneration
  – graisseuse, fatty degeneration
  – wallérienne, secondary degeneration
déglutition, deglutition
dégradation, dégradation
degré, grade
déjà-vu, pseudomnesia
délai, delay, time-lag
délaissé, derelict

délétion, deletion
délire, delusion
delirium tremens, delirium tremens
délivrance, placental birth, expulsion of placenta
délivre, after-birth
deltoïde, deltoid
demande, application
démangeaison, itching
démarcation, demarcation
démarche, gait
 – **dandinante**, waddling gait
 – **festinante**, festinating gait
 – **titubante**, gait staggering
démence, dementia
dément, dement, lunatic
demi, half
demi-vie, half-life
démographie, demography
dénaturation, denaturation
dendrite, dendrite
dénégation, negation
dénervé, denervated
dengue, dengue
dénomination commerciale, proprietary name
denrée alimentaire, food stuff
densité, density
dent(s), tooth, teeth
 – **canine**, eyetooth
 – **incluse**, impacted tooth
dentaire, dental
denté, dentate
dentelle, lace
dentier, denture, false teeth
dentine, dentin
dentiste, dentist
dentition, dentition
dents, teeth
 – **de lait**, deciduous teeth, milk teeth
 – **permanentes**, permanent teeth
dénutrition, denutrition
déodorant, deodorant
dépassement, overshoot
dépendance, dependance
dépense, expenditure
 – **d'énergie**, energy output
dépersonnalisation, depersonalization
dépilatoire, depilatory
dépistage, case finding, screening
déplacement, displacement, shift, travel
déplétion, depletion
déplier, unfold
dépôt, deposit
dépresseur, depressant
dépression, depression
 – **d'involution**, involutional depression
 – **nerveuse**, nervous breakdown
 – **réactionnelle**, reactive depression
déprimé, depressed
dérivation, bypass, derivation, lead, shunt
 – **bipolaire ou périphérique**, bipolar lead
dérivé, derivative
dermatite, dermatitis
dermatoglyphes, dermatoglyphics
dermatographie, dermatography
dermatologie, dermatology
dermatologiste, dermatologist
dermatome, dermatome
dermatomycose, dermatomycosis
dermatomyosite, dermatomyositis
dermatophyte, dermatophyte
dermatophytose, ringworm
dermatose, dermatosis
derme, cutis, derma, dermis
dermite professionnelle, industrial dermatitis
dermographie, dermographia
dernier, last
 – **recours,** last-resort

déroulement aortique, aortic enlargment
désaccord, desagreement, discrepancy
désamination, deamination
désarticulation, disarticulation
descendant, descending
désensibilisation, desensitization
déséquilibre, imbalance
déshabiller, undress
déshydratation, dehydration
déshydrogénase, dehydrogenase
désinfectant, disinfectant
désinfestation, disinfestation
désintoxication, detoxication
desmoïde, desmoid
désodorisant, deodorant
désorientation, bewilderment, disorientation
désoxydation, deoxidation
desquamation, desquamation, peeling
dessiccation, desiccation
dessin, picture, drawing
dessous, below
destin, fate
destiné à, aimed at
désuet, obsolete
détendeur, pressure reducer
détendu, loose
détergent, detergent
détérioration, deterioration
déterminant antigénique, antigenic determinant
détermination, assay
déterminer, ascertain
détersion, cleaning
détournement, steal
détoxication, detoxication
détresse, distress
détritus, detritus, litter
détroit, strait
 – inférieur du bassin, inferior pelvis strait
détrusor, detrusor urinae
deutéranomalie, deuteranomaly
devant, front, in front of
développement, development
déviation, deviation
devoir, duty
dextran, dextran
dextrine, dextrine
dextrocardie, dextrocardia
dextrose, dextrose
diabète, diabetes
 – insipide, diabetes insipidus
 – sucré, diabetes mellitus
diabétique, diabetic
diabétogène, diabetogenic
diagnostic, diagnosis
 – différentiel, differential diagnosis
 – par excès, overdiagnosis
diagnostique, diagnostic
dialyse, dialysis
diamètre, diameter
 – promonto-rétropubien, conjugate diameter
diapason, tuning fork
diapédèse, diapedesis
diaphorétique, diaphoretic
diaphragmatique, phrenic
diaphragme, diaphragm, midriff
diaphyse, diaphysis
diarrhée, diarrhea
diarthrose, diarthrosis
diastase, diastase
diastole, diastole
diastolique, diastolic
diathermie, diathermy
diathèse, diathesis
dicrote, dicrotic
diélectrique, dielectric
diététicien, dietetitian
diététique, dietetics
difficulté, trouble
diffraction, diffraction
diffusion, broadcast, diffusion
diformité, deformity
digestion, digestion
digitale, digitalis
dilacération, laceration

dilatation, dilatation
– **par bougies**, bougienage
dilateur, dilator
dilution, dilution, potency
dimercaprol (BAL), dimercaprol (BAL)
diminuer, lessen
diminution, abatement, decrement
dioptrie, dioptre
dioxyde, dioxide
diphtérie, diphtheria
diplégie, diplegia
diplocoque, diplococcus
diploïde, diploid
diplopie, diplopia, double vision
dipsomanie, dipsomania
directeur, manager
disaccharide, disaccharide
discision, needling
discret, discrete
discussion, talk
discuter, argue
disjonction, disjunction
disparition, disappearence
dispersion, scatter
disponibilité, availability
disponible, available
dispositif, device
– **intra-utérin**, intrauterine contraceptive device
disposition, affect, arrangement, array
disproportion, disproportion
disque, disc ou disk
– **dur**, hard disk
– **optique**, optic disk
– **vertébral**, vertebral disk
disquette, floppy disk
dissection, dissection
dissémination, spread
disséminé, disseminated
dissociation, dissociation
dissolution, dissolution
distal, distal
distance, à, remote
distendu, patulous
distichiase, distichiasis
distillation, distillation
diurèse, diuresis, urine output
diurétique, diuretic
diurne, diurnal
divergence, discrepancy
divers, miscellaneous
diverticule, diverticulum
diverticulite, diverticulitis
diverticulose, diverticulosis
division, division
DL 50, LD50
doigt, dactyl, digit, finger
– **à ressort**, snapping finger
– **en marteau**, mallet finger
doigtier, finger cot
dôme pleural, cervical pleura
dominant, dominant
données, data
– **brutes**, raw data
– **de pharmacovigilance,** safety data
donneur, donor, giver
dopa-réaction, dopa reaction
dopage, doping
dopamine, dopamine
dopant, dope
dorloter, pamper
dormant, quiescent
dorsal, dorsal
dorsiflexion, dorsiflexion
dos, back, dorsum
dosage, assay, bioessay
– **immunologique**, immunoassay
– **radio-immunologique**, radio-immunoassay
dose, dose
– **létale médiane**, lethal dose
dossier, back-rest, file
– **de soin,** patient chart
doter, endow
douille, socket
douleur, ache, agony, dolor, pain
– **de croissance**, growing pain

  - **exquise**, sharp pain
  - **fulgurante**, lightning pain
  - **projetée**, referred pain

douloureux, aching, sore, painful
douve, fluke
doux, bland, gentle, mild, soft
dragée, sugar-coated pill
drain, drain, drainage tube
drap d'examen, exam cheet
drépanocytose, sickle-cell anemia
droit, dexter, erect, right, straight
dumping syndrome, dumping syndrome
duodénal, duodenal
duplication, duplication
dur, tough, hard
durcissement, hardening
dure-mère, dura mater
durillon, corn
dysarthrie, dysarthria
dyschésie, dyschezia
dyschondroplasie, dyschondroplasia
dyscorie, dyscoria
dysdiadococinésie, dysdiadocokinesia
dysenterie, dysentery
dysesthésie, dysesthesia
dysfonctionnement, dysfunction
dysgénésie gonadique, gonadal dysgenesis
dyshidrose, pompholyx
dyskinésie, dyskinesia
dyslalie, dyslalia
dyslexie, dyslexia
dysménorrhée, dysmenorrhea
dysostose, dysostosis

  - **cléido-crânienne**, cleidocranial dysostosis

dyspareunie, dyspareunia
dyspepsie, dyspepsia
dysphagie, dysphagia
dysplasie, dysplasia
dyspnée, dyspnea

  - **de Kussmaul**, air hunger

dystocie, dystocia
dystrophie, dystrophy

  - **musculaire progressive**, muscular dystrophy
  - **pulmonaire progressive**, vanishing lung

dysurie, dysuria

E

eau, water
  – de Javel, bleaching water
  – libre, free water
  – potable, drinking water
eaux usées, sewage
éblouissement, dizziness, glare
ébranlement, concussion, shaking
ébriété, drunkenness
ébullition, boiling
écaille, scale, squama
écart, interval
  – type, standard deviation
écarteur, retractor
ecchondrome, ecchondroma
ecchymose, bruise, ecchymosis
échancrure, incisura, notch
échange gazeux, gas-exchange
échantillon, sample, specimen
échantillonnage, sampling
échappement, escape
écharpe, scarf, sling
échec, failure
  – thérapeutique, treatment failure
échelle, scale, step ladder
  – colorimétrique, colour chart
échinocoque, Echinococcus
échocardiographie, echocardiography
échographie, ultrasonography
écholalie, echolalia
éclampsie, eclampsia
éclat, glitter, splinter
éclosion, outbreak
écologie, ecology
économe, sparing
écoulement, discharge, flow
  – gazeux, air flow
  – polluant, effluent
écouvillon, swab
écran, filter, screen, shield
  – fluorescent, fluorescent screen
ectasie, ectasia
ectoderme, ectoderm
ectomie, ectogenousectomy
ectopique, ectopic
ectrodactylie, ectrodactylia
écumeux, frothy
eczéma, eczema
édenté, toothless
EDTA, EDTA
édulcorant, sweetness
effecteur, effector
efférent, efferent
effervescent, effervescent
effet, effect
  – cumulatif, cumulative action
  – de masque, masking effect
  – indésirable, adverse effect, adverse reaction
  – secondaire, side effect
efficace, effective, efficient
efficacité, efficiency
effleurage, effleurage
effort, effort, exercise, strain
  – expulsif, bearing down
effractif, invasive
effusion, effusion
égocentrique, egocentric
égout, sewer
égratignure, scratch
éjaculation, ejaculation
élancement, twinge
élargissement, widening
élastine, elastin
élastique, elastic
élastose, elastosis
électrocardiogramme (ECG), electrocardiogram (ECG)
électrochoc, electroconvulsive therapy
électrode, electrode

électroencéphalogramme (EEG), electroencephalogram (EEG)
électrolyse, electrolysis
électrolyte, electrolyte
électromagnétique, electromagnetic
électromyographie (EMG), electromyography (EMG)
électron, electron
électrophonocardiographie, electrocardiophonography
électrophorèse, electrophoresis
électrorétinogramme, electroretinogram
électuaire, lincture
élément, cell, element
– **surajouté**, overlay
éléphantiasis, Barbados leg, elephantiasis
– **familial**, Milroy's disease
élevé, high
élimination, elimination
élixir, elixir
élution, elution
émail, enamel
émanations, fumes
emballage, packaging
embole, embolus
embolectomie, embolectomy
embolie, embolism
– **graisseuse**, fat embolism
embout buccal, mouth piece
embrochage, pinning
embryologie, embryology
embryome, embryoma
embryon, embryo
embryopathie, embryopathy
embryotome, embryotome
embryotomie, embryotomy
émétique, emetic
éminence, eminence, protuberance
– **hypothénar**, hypothenar eminence
– **thénar**, thenar eminence
émission, emission
emmétropie, emmetropia
émollient, demulcent, emollient
émotion, emotion
émoussé, blunt, obtuse
empâtement, pastiness
empathie, empathy
emphysème, emphysema
empiéter, trespass
empilement, stacking
empirisme, empiricism
emploi abusif, abuse
empreinte digitale, finger print
empyème, empyema
émulsion, emulsion
énarthrose, enarthrosis
enceinte, gravid, pregnant
encéphale, brain, encephalon
encéphaline, enkephalin
encéphalique, encephalic
encéphalite, encephalitis
– **postvaccinale**, postvaccinal encephalitis
encéphalocèle, encephalocele
encéphalographie, encephalography
encéphalomacie, encephalomacia
encéphalomyélite, encephalomyelitis
encéphalopathie, encephalopathy
enchondrome, enchondroma
enclouage, pegging, roding
enclume, incus
encoprésie, encopresis
endartérite, endarteritis
endémique, endemic
endocardite, endocarditis
endocervicite, endocervicitis
endocrine, endocrine
endocrinologie, endocrinology
endoderme, endoderm
endogène, endogenous
endolori, aching
endolymphe, endolymph
endomètre, endometrium

endométriome, endometrioma
endométriose, adenomyosis, endometriosis
endométrite, endometritis
endonèvre, endoneurium
endormi, asleep
endorphine, endorphin
endoscope, endoscope
endothéliome, endothelioma
endotoxine, endotoxin
endotrachéal, endotracheal
énergie, energy, input
énergique, drastic
énervant, enervating
enfance, childhood
enfant, child
  – adoptif, adopted child
enflé, turgid
engelure, chilblain, pernio
engendrer, breed
engourdissement, numbness
engrènement, rabbeting
enjambée, stride
enkysté, encysted
enlèvement, removal
ennui, bore
énolisme, alcoholism, ethylism
énophtalmie, enophthalmos
énorme, huge
énostose, enostosis
enquête, inquest, inquiry, probe, survey
enregistrement, record, recording
enroué, hoarse
ensemencement, seeding
entérectomie, enterectomy
entérique, enteric
entérite, enteritis
entérocèle, enterocele
entérocolite, enterocolitis
entérocoque, enterococcus
entérokinase, enterokinase
entérolithe, enterolith
entéroptose, enteroptosis
entérosténose, enterostenosis
entérotomie, enterotomy
enterrer, bury
entier, complete, whole
entorse, sprain
en tout cas, at any rate
entraînement, training
  – électrosystolique, pacing
entraîner (s'), train
entre-, inter-
entrée, aditus, admission, admittance, entrance, input
entretenir, maintain
entretien, maintenance
énucléation, enucleation
énumération, list
énurésie, aconuresis, bedwetting enuresis
enveloppement, pack
envie, birth mark
  – de l'ongle, hangnail
environnant, surrounding
environnement, environment, surrounding
enzyme, enzyme
éosine, eosin
éosinophile, eosinophil
éosinophilie, eosinophilia
épaisseur, thickness
épaissi, inspissated
épanchement, effusion
épaule, shoulder
  – gelée, frozen shoulder
épendyme, ependyma
épendymome, ependymoma
éperon, spur
éphédrine, ephedrine
éphélide, ephelis, macula solaris
épiblépharon, epiblepharon
épicarde, epicardium
épicondyle, epicondyle
épicondylite, epicondylitis, tennis elbow
épicrâne, epicranium
épidémie, epidemic
épidémiologie, epidemiology
épidémique, epidemic, outbreack
épiderme, epidermis

épidermolyse, epidermolysis
épidermophytose, epidermophytosis
épididymite, epididymitis
épidural, epidural
épigastre, epigastrium
épiglotte, epiglottis
épilation, epilation
épilepsie, epilepsy
épileptiforme, epileptiform, seizure-like
épileptogène, epileptogenic, epileptogenous
épine, spina
 – calcanéenne, calcaneal spur
épinèvre, epineurium
épiphyse, epiphysis, pineal gland
épiphysite, epiphysitis
épiplocèle, omentocele
épiploon, epiploon, omentum
epiploopexie, omentopexy
épisclérite, episcleritis
épisiotomie, episiotomy
épistaxis, epistaxis
épithélial, epithelial
épithéliome, epithelioma
épithélium, epithelium
 – cilié, ciliated epithelium
épitrochlée, epithrochlea
éponge, sponge, method
épreuve, method, test, trial
 – à la phénol sulfone phtaléine, phenol red test
 – à la post-hypophyse, vasopressin test
 – de compatibilité sanguine-, crossmatching
 – de la résistance globulaire, osmotic fragility test
 – talon-genou, heel-to-knee test
éprouvette, test glass
épuisé, exhausted
épuisement, burn up
 – par la chaleur, heat exhaustion
équilibre, balance, equilibrium
 – acido-basique, acid-base balance
équipe, shift, team
 – de nuit, night shift
équipement, outfit
éraflement, erasion
érecteur, erector
érectile, erectile
ergographe, ergograph
ergomètre, ergometer
ergonomie, ergonomy
ergostérol, ergosterol
ergot de seigle, rye smut
ergothérapie, occupational therapy
ergotism, ergotism
érosion, erosion
érotique, erotic
errant, wandering
erreur, error, mistake
 – type, standard error
éructation, belching, eructation
éruption, eruption
 – cutanée, skin rash
érysipèle, erysipelas
érysipéloïde, erysipeloid
érythème, erythema, flare
 – fessier, napkinrash
 – noueux, erythema nodosum
 – polymorphe, erythema multiforme
érythroblaste, erythroblast
érythroblastose fœtale, erythroblastosis fetalis
érythrocyanose, erythrocyanosis
érythrocyte, erythrocyte
érythrocytopénie, erythrocytopenia
érythrocytose, erythrocytosis
érythrodermie, erythroderma
érythropoïèse, erythropoiesis
escarre, eschar
 – de décubitus, bedsore
 – de pression, pressure sore
ésérine, calabarine, eserine
ésotérique, esoteric

ésotropie, esotropia
espace, compartment, space
  – mort, dead space
  – mort respiratoire, dead volume
  – réticulé d'un os, cancellus bone
espèce, species
espérance de vie, life expectancy
espoir, trust
esprit, intellect, mind, psyche
esquille, splinter
essai, attempt, trial, try
  – biologique, bioessay
  – en double aveugle, double-blind trial
  – thérapeutique à l'insu, single-blind test
essence, essentiae, gasoline
essentiel, essential
essouflé, pouffed
esthétique, cosmetic
estime, regard
estomac, stomach
étalon, standard
étalonnage, calibration
étanche, impervious
étape, stage, step
état, condition, state
  – antérieur, previous state
  – critique, plight
  – d'équilibre, steady state
  – de mal, status
  – nauséeux gravidique, morning sickness
  – physique, physique
étayer, supply
étendu, extended
étendue, outspread, range, scope
éternuement, sneeze
éthique, ethics
ethmoïde, ethmoid
ethnologie, ethnology
étincelle, spark
étiologie, etiology
étiquette, label, tag
étirement, stretching
étoile, star
étourdissement, dizziness, giddiness
étranglement, constriction, strangulation
étrier, stapes, stirrup
étude, study
étuve, drying stove, incubator
eugénie, eugenics
eunuque, eunuch
euphorie, euphoria
euploïde, euploid
euthanasie, euthanasia
évacuation, discharge, evacuation
évaluation, assessment, rating
évanouissement, faint
évaporation, evaporation
événement, event
éventration, eventration
éversion, eversion
évident, clear, obvious
éviscération, evisceration
évitable, avoidable
éviter, prevent
évolué, advanced
évolution, course, evolution, outcome, progress
évulsion, evulsion
exaltation, elation
examen, examination, exploration
  – de routine, check up
exanthème, exanthema, rash
exarcerbation, exacerbation
excédent, overage
excès, excess
excipient, excipient
excision, excision
  – de la pointe de la racine d'une dent, apicectomy
  – des hémorroïdes, hemorrhoidectomy
excitabilité, excitability
excluant, ruling out
excoriation, excoriation
excrément, excrement

excreta, excreta
excroissance, outgrowth
exemple, sample, instance
exentération, exenteration
exercice, exercise, practice
  – actif assisté, active assist exercise
exfoliation, exfoliation
exhibitionnisme, exhibitionism
exhumation, exhumation
exigence, requirement
exogène, ectogenous, exogenous
exomphalos, exomphalos
exostose, exostosis
exotoxine, exotoxin
expansion, expansion
expectorant, expectorant
expectoration, expectoration, sputum
expérience, experiment
expérimental, experimental
expert, adept
exploration, exploration
exposition, display, exposure
expressif, meaningful
expression, expression
expulsion, expulsion
exsangue, exsanguinate
exsanguino-transfusion, exchange trasfusion
exsudat, exudate
exsudation, exudation
extenseur, extensor
extensible, expandable
extension, extension
externe, external, lateral
extirper, extirpate
extracapsulaire, extracapsular
extracellulaire, extracellular
extrait, extract
extrasystole, extrasystole
extravasation, extravasation
extrémité, extremity
extrinsèque, extrinsic
extroverti, extrovert

F

fabricant, manufacturer
face, face
facette, facet
facial, facial
faciès, facies
facteur, factor
- **antihémophilique**, antihemophilic factor
- **antinucléaire**, antinuclear factor
- **antirachitique**, antirachitic factor
- **de qualité**, quality factor
- **intrinsèque**, intrinsic factor
- **natriurétique auriculaire**, atrial natriuretic factor

facultatif, facultative
faculté, ability, faculty
faible, feeble, weak
faim, hunger
- **douloureuse**, hungerpain

faire défaut, fail
faisceau, beam, bundle, fascicle, tract
- **de His**, atrioventricular bundle, His bundle

fait, event
falciforme, falciform
falsification, adulteration
familial, familial
famille, kin
famine, starvation
fanatisme, fanaticism
fantasme, fantasy
faradisation, faradism
fascia, fascia
fasciculation, fasciculation
fascicule, fascicle
fatigue, fatigue, tiredness
fatigué,tired
fausse couche, miscarriage
- **route**, false passage

fauteuil, arm chair
- **roulant**, wheelchair
- **roulant à main courante**, handrim wheelchair

faux, false, wrong
- **du cerveau**, falx cerebri

favisme, favism
favus, favus
fébrile, febrile
fécalome, stercolith
fèces, feces, stools
fécondation, fecundation
- **artificielle**, artificial fecundation
- **in vitro**, test tube baby

fécondité, fecondity
félure, crack
femelle, female
femme, woman
- **de ménage**, charge woman

fémoral, femoral
fémur, femur, thigh bone
fenêtre, fenestra
fente, cleft, fissure
- **palatine**, cleft palate
- **vulvaire**, vulval cleft

fer, iron
fermé, closed
ferme, steady
fermentation, fermentation
ferriprive, iron-deficient
fertilisation, fertilization
fertilité, fertility
fesse(s), buttock, nates
fessier, gluteal
fétichisme, fetichism
feuille, sheet
fiable, dependable, reliable
fibre, fiber, string
- **à chaine nucléaire**, nuclear chain fiber

– **à sac nucléaire**, nuclear bag fiber
– **grimpante**, climbing fiber
– **moussue**, mossy fiber
– **musculaire lisse**, smooth muscle fiber
– **musculaire striée**, striated muscle fiber
– **nerveuse centrifuge**, centrifugal nerve fibre
– **nerveuse myélinisée**, medullated nerve fibre
fibreux, fibrous
fibrillation, fibrillation
fibrine, fibrin
fibroblaste, fibroblast
fibrocartilage, fibrocartilage
fibrochondrite, fibrochondritis
fibroélastose, fibroelastosis
fibrome, fibroma
– **utérin**, fibroid
fibromyome, fibromyoma
fibrosarcome, fibrosarcoma
fibrose, fibrosis
fibrosite, fibrositis
ficelle, string, tape
fiche, jack
fichier de données, data file
fièvre, fever, pyrexia
– **à phlébotome**, sandfly fever
– **aphteuse**, foot and mouth disease
– **bileuse hémoglobinurique**, blackwater fever
– **intermittente**, intermittent fever
– **jaune**, yellow fever
– **pourprée des Montagnes Rocheuses**, American spotted fever
– **Q**, Q fever
– **quarte**, quartan fever
– **récurrente**, relapsing fever
– **récurrente africaine**, African tick fever
– **rémittente**, remittent fever
– **tierce**, tertian fever
– **typhoïde**, enteric fever, typhoid fever
fièvreux, feverish, hectic
figure, face
filaire, filaria
– **de Médine**, guineaworm
filament, filament, filum
– **épais**, thick filament
– **glissant**, sliding filament
filiforme, filiform
fille, daughter
filtration, filtration
filtre, filter
filum, filum
– **terminale**, filum terminale
fissure, fissure
fistule, fistula
fixation, binding, fixation, uptake
flacon, vial
flagellation, flagellation
flagelle, flagellum
flambée, outbreak
flasque, flabby, flaccid
flatulence, flatulence, flatus
fléchisseur, flexor
flexion, flexion, flexure
fluctuation, fluctuation
fluidifiant, mucolytic
fluor, fluorine
fluoration, fluoridation
fluorescéine, fluoresceine
fluoroscopie, fluoroscopy
flutter, flutter
flux, flow, flux
fluxion, fluxion
foie, hepar, liver
– **clouté**, hobnail liver
folie, insanity, madness
follicule, follicle
– **pileux**, hair follicle
fonction, function
fond, background, fundus
fondamental, basic, fundamental
fondement, basis
fondre, melt

fongicide, fungicide
fontanelle, fontanelle
foramen, foramen
force, force, strength, work
- **de préhension,** grip strength
- **électromotrice**, electromotive force
forceps, forceps
foret, drill
formation, training
forme, form, shape
- **de tête**, capitate
- **en -**, fit
- **galénique,** formulation
formulaire, form, formulary
formule leucocytaire, differential leukocyte count
fornix, fornix
fortuit, casual
fosse, fossa
fossette, dimple
fou, insane, mad
foudroyant, fulminating
fourbu, worn out
fourchette thérapeutique, therapeutic range
fourmi, ant
fourmillement, formication
fourniture, supply
fourreau, socket
fovea, fovea
foyer, focus
fœtal, fetal
fœtus, fetus
fraction, fraction
fracture, break, fracture
- **comminutive**, comminuted fracture
- **d'une ankylose**, arthroclasia
- **en bois vert**, greenstick fracture
- **fermée**, simple fracture
- **ouverte**, compound fracture
fragilité, fragility
- **osseuse**, brittle bones, fragilitas ossium
fragment, fab
frais, cool, fresh
fraise, abrasor
frange, fimbria
fratrie, sibship, siblings
frein, frenum
frêle, slight
frémissement, fremitus, thrill
fréquence, frequency, incidence, rate
- **cardiaque**, heart rate
freudien, freudian
friction, friction
frictionner, rubin
frigidité, frigidity
frisson, chill, shiver
froid, cold
front, brow, forehead, front
frontal, frontal
frottement, friction sound, rub
frottis, smear
fructose, fructose, levulose
fructosurie, fructosuria
frugal, self-denying
fuite, flight, leakage
fumigation, fumigation
fundus, fundus
funiculite, funiculitis
furoncle, boil, carbuncle, furuncle
furonculose, furunculosis
fuseau, spindle
- **achromatique**, achromatic spindle
fusiforme, fusiform

G

gachette, trigger
gaine, sheath
 – de Schwann, neurilemma
galactocèle, galactocele
galactorrhée, galactorrhea
galactose, galactose
galactosémie, galactosemia
gale, itch, scabies
 – des blanchisseurs, dhobie itch
galvanisme, galvanism
galvanomètre, galvanometer
gamète, gamete
gammaglobuline, gammaglobuline
gamme, range
gangliectomie, ganglionectomy
ganglion, ganglion
 – de Gasser, trigeminal ganglion
 – géniculé, geniculate ganglion
 – lymphatique, lymphatic node
 – spinal, spinal ganglion
 – stellaire, stellate ganglion
gangrène, gangrene
 – gazeuse, gas gangrene
gant, glove
gap junction, gap junction
garde de nuit, night watch
gare, station
gargarisme, gargle
gargouillement, gurgling
gargoylisme, gargoylism
garrot, tourniquet
gastrectomie, gastrectomy
gastrine, gastrin
gastrique, gastric
gastrite, gastritis
gastrocèle, gastrocele
gastroentérite, gastroenteritis
gastroentérostomie, gastroenterostomy
gastrojéjunostomie, gastrojejunostomy
gastrolyse, gastrolysis
gastropexie, gastropexy
gastroptose, gastroptosis
gastroscope, gastroscope
gastrostomie, gastrostomy
gastrulation, gastrulation
gâté, spoiled
gauche, left
gaucher, left handed
gavage, gavage
gaz, gas
 – carbonique (CO_2), carbon dioxide gas (CO_2)
 – d'échappement, exhaust fumes
 – intestinal, flatus
 – propulseur, propellent gas
gaze, gauze
gel, gel, jelly
gélatine, gelatin
gélose, agar
gelure, frostbite
gémir, groan
gênant, inconvenient, troublesome
gencive, gum
gêne, discomfort
gène, gene
général, general, systemic
génération, generation
génétique, genetic, genetics
génome, genome
génotype, genotype
genou, genu, knee
genre, type
genu,
 – valgum, knock knee, in knee
 – varum, bowleg, out knee
gerçure, chap

gériatrie, geriatrics
germe, germ
  – sans-, germ-free
germicide, germicide
gérontologie, gerontology
gestation, gestation
gestion, management
giardiase, giardiasis
gibbosité, hunchback
gicler, squirt
gigantisme, gigantism
gingival, gingival
gingivite, gingivitis
ginglyme, ginglymus
givre, frost
glabelle, glabella
glace, ice
glaireux, glairy
gland, glans
glande, gland
  – apocrine, apocrine gland
  – endocrine, ductless gland
  – mammaire, mammary gland
  – pinéale, epiphysis cerebri
  – salivaire, salivary gland
  – sébacée, sebaceous gland
  – surrénale, adrenal gland
glaucome, glaucoma
glénoïde, glenoid
gliome, glioma, neuroglioma
gliomyome, gliomyoma
glissement, slipping
global, overall
globe oculaire, eyeball
globule, blood cell
  – polaire, polar body
globuline, globulin
  – antilymphocytaire, antilymphocyte globulin
glomérule, glomerulus
glomérulonéphrite, glomerulonephritis
glomus carotidien, carotid body
glossite, glossitis
glossodynie, glossodynia
glossopharyngien, glossopharyngeal
glossoplégie, glossoplegia
glotte, glottis
glucagon, glucagon
glucide, carbohydrate
glucocorticoïdes, glucocorticoids
glucose, glucose
gluten, gluten
glycémie, blood glucose, glycemia
glycérine, glycerin
glycine, glycine
glycogène, glycogen
glycogenèse, glycogenesis
glycogénolyse, glycogenolysis
glycolyse, glycolysis
glycoprotéine, glycoprotein
glycosurie, glycosuria
gnathique, gnathic
godet, scutulum
goître, goiter
gomme, gumma
gonade, gonad
gonadotrophine, gonadotrophin
gonadotrophique, gonadotrophic
gonocoque, gonococcus
gonorrhée, gonorrhea
gorge, throat
gorgée, swallow
gouge, gouge
goût, taste
goutte, bead, drop, gout
goutte-à-goutte, drip, drop by drop
gouttière, groove, splint
grabataire, bedridden
gradient, gradient
grain, bead
graisse, fat
graisseux, fatty
gramme, gram
grand, large, tall
  – os du carpe, capitate
grandes lèvres, labia majora
grandeur, size
granulaire, granular

granule, granule
granulocyte, granulocyte
granulomatose, granulomatosis
granulome, granuloma
graphe, graph
graphique, chart, diagram
gras, fatty
grave, severe
gravide, gravid
gravier, gravel
gravité, gravity
greffe, graft
  – cornéenne, corneal graft
  – osseuse, bone graft
grenouille, frog
grenouillette sublinguale, ranula
grille, grid
grippe, flu, grippe, influenza
gros, large
grossesse, gestation, pregnancy
  – extra-utérine, ectopic pregnancy, extrauterine gestation
  – multiple, multiple pregnancy
  – prolongée, postmaturity, post-term pregnancy
grossier, crude
groupage, typing
  – sanguin, blood grouping
groupe, group
  – sanguin, blood type
guêpe, wasp
guérison, cure, healing, recovery
guide, director
gustatif, gustatory
gynécologie, gynecology
gynécomastie, gynecomastia

H

habileté, skill
habitude, habit
HAD, ADH
haleine, breath
- **mauvaise**, halitosis, offensive breath

halitose, halitosis
hallucination, delusion, hallucination, illusion
hallucinogène, hallucinogen
hallucinose pédonculaire, peduncular hallucinosis
hallux, hallux
halogène, halogen
hamartome, hamartoma
hanche, coxa, hip
handicapé, handicapped
haploïde, haploid
haptène, hapten
harcélement, harassing
hasard, chance, random
haschisch, cannabis
haut, high
- **de gamme**, top of the line
- **parleur**, loud speaker

haut-le-coeur, retching
hauteur, height
hébéphrénie, hebephrenia
hébergement, housing
hédonisme, hedonism
hélice, helix
héliothérapie, heliotherapy
hélium, helium
hélix, helix
helminthe, helminth
helminthiase, helminthiasis
helminthologie, helminthology
hémagglutinine, hemagglutinin
hémangiome, hemangioma
hémarthrose, hemarthrosis
hématémèse, hematemesis
hématie, red blood cell
hématine, hematin
hématinique, hematinic
hématocèle, hematocele
hématocolpos, hematocolpos
hématocrite, hematocrit
hématologie, hematology
hématome, hematome
- **extradural**, epidural hematoma
- **rétroplacentaire**, abruptio placentae

hématomètre, hematometra
hématomyélie, hematomyelia
hématoporphyrine, hematoporphyrin
hématosalpinx, hematosalpinx
hématoxyline, hematoxylin
hématozoaire, hematozoa
hématurie, hematuria
hème, heme
héméralopie, hemeralopia, night blindness, nyctalopia
hémianopsie, hemianopsia
- **bitemporale**, bitemporal hemianopsia

hémiatrophie, hemiatrophy
hémiballisme, hemiballismus
hémicolectomie, hemicolectomy
hémicrânie, hemicrania
hémiparésie, hemiparesia
hémiplégie, hemiplegia
hémiptère, bug
hémisphère, hemisphere
hémizygote, hemizygous
hémochromatose, hemochromatosis
hémoconcentration, hemoconcentration
hémocytomètre, hemocytometre
hémodialyse, hemodialysis
hémoglobine, hemoglobin

hémoglobinomètre, hemoglobinometer
hémoglobinurie, hemoglobinuria
hémogramme, blood cells count
hémolyse, hemolysis
hémolysine, hemolysin
hémolytique, hemolytic
hémopathie, blood disease
hémopéricarde, hemopericardium
hémopéritoine, hemoperitoneum
hémophile, bleeder, hemophiliac
hémophilie, hemophilia
hémophtalmie, hemophthalmia
hémopoïèse, hemopoiesis
hémopoïétine, hemopoietin
hémoptysie, hemoptysis
hémorragie, hemorrhage
  – occulte, occult blood
  – sous-durale, subdural hemorrhage
hémorroïdes, hemorrhoids, piles
hémostase, hemostasis
hémostatique, hemostatic
hémothorax, hemothorax
héparine, heparine
hépatectomie, hepatectomy
hépatique, hepatic
hépatisation, hepatization
hépatite, hepatitis
hépatocèle, hepatocele
hépatocyte, hepatic cell
hépatolenticulaire, hepatolenticular
hépatome, hepatoma
hépatomégalie, hepatomegaly
hépatosplénomégalie, hepatosplenomegaly
héréditaire, hereditary, innate
hérédité, heredity, inheritance
hermaphrodite, hermaphrodite
hermétique, hermetic
hernie, hernia, rupture
  – diaphragmatique, diaphragmatic hernia
  – discale, disc herniation
  – hiatale, hiatus hernia
hernioplastie, hernioplasty
herniorraphie, herniorrhaphy
herniotomie, herniotomy
héroïne, heroin
herpangine, herpangine
herpès, herpes simplex
herpétiforme, herpetiform
herpétique, herpetic
hétérogène, heterogenous
hétérogreffe, alloplasty, heterograft
hétérologue, heterologous
hétérophorie, heterophoria
hétérotropie, heterotropia
hétérozygote, heterozygous
hidrosadénite, hidradenitis
hidrose, hidrosis
hilaire, hilar
hile, hilum
hippocampe, hippocamp
hippocratique, hippocratic
hippocratisme, clubbing
  – digital, clubbing of the fingers
hirsutisme, hirsutism, pilosis
histamine, histamine
histidine, histidine
histiocyte, histiocyte
histochimie, histochemistry
histogenèse, histogenesis
histologie, histology
histoplasmose, histoplasmosis
holoprotéine, simple protein
Holter, ambulatory electrocardiographic monitoring
homéopathie, homeopathy
homéostasie, homeostasis
homéotherme, homeothermal
homicide, homicide
homme, man
homogène, homogeneous
homogreffe, homograft
homolatéral, homolateral, ipsilateral
homologue, homologous
homosexualité, homosexuality

homozygote, homozygous
honoraires, fees
hôpital, hospital
hoquet, hiccough, hiccup
horaire, shedule
hormone, hormone
– **adénocorticotrope**, ACTH
– **antidiurétique (HAD)**, antidiuretic hormone (ADH), vasopressin
– **corticotrope**, corticotrophin
– **de libération**, releasing hormone
– **folliculostimulante (FSH)**, follicle stimulating hormone (FSH)
– **lutéinisante (LH)**, luteinizing hormone (LH), luteotrophin
– **thyréotrope (TSH)**, thyrotrophin hormone (TSH)
hospitalisation à domicile, home care
hôte, host
huile, oil
humain, human
humecter, moisten
humérus, humerus
humeur, humor, mood, temper
– **aqueuse**, humor aquosus
humide, damp, moist, wet
humidité, humidity
hurler, scream, yell
hyalin, hyaline
hybride, hybrid
hydarthrose, hydarthrosis
hydratation, hydratation
hydrate de carbone, carbohydrate
hydrocarbure, hydrocarbon
hydrocèle, hydrocele
– **vaginale**, scrotal hydrocele
hydrocéphalie, hydrocephalus
hydrocortisone, hydrocortisone
hydrogène, hydrogen
hydrolyse, hydrolysis
hydromètre, hydrometer
hydrométrie, hydrometra
hydronéphrose, hydronephrosis, nephrohydrosis
hydropathique, hydropathic
hydropéricarde, hydropericardium
hydropéritoine, hydroperitoneum
hydrophobie, hydrophobia
hydropisie, dropsy, hydrops
hydropneumothorax, hydropneumothorax
hydrosalpinx, hydrosalpinx
hydrothérapie, hydrotherapy
hydrothorax, hydrothorax
5–hydroxytryptamine, 5–hydroxytryptamine (5–HT)
hygiène, hygiene
– **de la grossesse**, prenatal care
– **publique**, sanitation
hygroma, hygroma
– **prérotulien**, housemaid's knee
hygromètre, hygrometer
hygroscopique, hygroscopic
hymen, hymen
hyménotomie, hymenotomy
hyperacanthose, acanthosis
hyperacidité, hyperacidity
hyperactivité, hyperactivity
hyperaldostéronisme, aldosteronism
hyperalgésie, hyperalgesia
hyperbarique, hyperbaric
hyperbilirubinémie, hyperbilirubinemia
hypercalcémie, hypercalcemia
hypercapnie, hypercapnia
hyperchlorhydrie, hyperchlorhydria
hypercholestérolémie, hypercholesterolemia
hyperchromie, hyperchromia
hyperémie, hyperemia
hyperesthésie, hyperesthesia

hyperexcitabilité, hyperexcitability
hyperextension, hyperextension, overextension
hyperflexion, hyperflexion
hyperglycémie, hyperglycemia
hypergonadisme, hypergonadism
hyperhidrose, hyperhidrosis
hyperkaliémie, hyperkalemia
hyperkératose, hyperkeratosis
hyperkinésie, hyperkinesis
hyperlaxité, laxity
hyperlipémie, hyperlipemia
hyperlipoprotéinémie, hyperlipoproteinemia
hypermétrope, longsighted
hypermétropie, farsight, hypermetropia
hypermnésie, hypermnesia
hypermobilité, hypermobility
hypermyotonie, hypermyotonia
hypernatrémie, hypernatremia
hypernéphrome, hypernephroma
hyperonychose, hyperonychia
hyperostose, hyperostosis
hyperparathyroïdie, hyperparathyroidism
hyperphagie, hyperphagia
hyperphorie, hyperphoria
hyperpituitarisme, hyperpituitarism
hyperplasie, hyperplasia
hyperpnée, hyperpnea
hyperpyrexie, hyperpyrexia
hyperréflectivité du sinus carotidien, carotid sinus syncope
hypersécrétion, hypersecretion
hypersensibilité, hypersensitivity
hypersensible, hypersensitive
hypersplénisme, hypersplenism
hyperstimulation, hyperstimulation
hypertension, hyperpiesis, hypertension
– **maligne**, malignant hypertension
hyperthermie, hyperthermia
hyperthymie, hyperthymia
hyperthyroïdie, hyperthyroidism
hypertonie, hypertonia
hypertonique, hypertonic
hypertrichose, hypertrichosis
hypertrophie, hypertrophy, overgrowth
– **compensatrice**, compensatory hypertrophy
hyperventilation, hyperventilation
hypervolémie, hypervolemia
hypnose, hypnosis, trance
hypnotique, hypnotic
hypnotisme, mesmerism
hypnurie, nocturia
hypo-, hypo-
hypocalcémie, hypocalcemia
hypochlorhydrie, hypochlorhydria
hypochrome, hypochromic
hypocondre, hypochondrium
hypocondriaque, hypochondriac
hypocondrie, hypochondriasis
hypodermique, hypodermic
hypodermite, panniculitis
hypoesthésie, hypoesthesia
hypofibrinémie, hypofibrinogenemia
hypogastre, hypogastrium
hypogastrique, hypogastric
hypoglycémie, hypoglycemia
hypogonadisme, hypogonadism
hypokaliémie, hypokalemia
hypomanie, hypomania
hypomobilité, hypomobility
hyponatrémie, hyponatremia
hypoparathyroïdie, hypoparathyroidism
hypophorie, hypophoria
hypophosphatasie, hypophosphatasia
hypophosphatémie, hypophosphatemia
hypophyse, hypophysis

hypophyse, pituitary gland
hypophysectomie, hypophysectomy
hypopion, hypopyon
hypopituitarisme, hypopituitarism
hypoplasia, hypoplasia
hypoprotéinémie, hypoproteinemia
hypoprothrombinémie, hypoprothrombinemia
hyposécrétion, hyposecretion
hypospadias, hypospadias
hypostase, hypostasis
hypotension, hypopiesis, hypotension
hypothalamus, hypothalamus
hypothermie, hypothermia
hypothèse, assumption, hypothesis
hypothrombinémie, hypothrombinemia
hypothyroïdie, hypothyroidism
hypotonie, hypotonia
hypotonique, hypotonic
hypovitaminose, hypovitaminosis
hypoxie, hypoxia
hystérectomie, hysterectomy
hystérie, hysteria
hystérographie, hysterography
hystéromyomectomie, hysteromyomectomy
hystéropexie, hysteropexy
hystérosalpingographie, hysterosalpingography
hystérotomie, hysterotomy

I

iatrogénique, iatrogenic
ichtyose, ichthyosis
ictère, icterus, jaundice
– nucléaire, kernicterus
ictus amnésique, amnesiac stroke
idée, idea
– délirante, delusionnal idea
– fixe, monomania
identifier, single out
identification, identification
idiopathique, idiopathic
idiosyncrasie, idiosyncrasy
idiotie, amentia, idiocy
– amaurotique familiale, amaurotic familial idiocy
IEC (inhibiteurs de l'enzyme de conversion), ACE (angiotensin-converting enzyme) inhibitors
iléite, ileitis
iléo-colite, ileocolitis
iléo-colostomie, ileocolostomy
iléo-rectal, ileorectal
iléo-rectostomie, ileoproctostomy
iléon, ileum
iléostomie, ileostomy
iléus, ileus
ilio-coccygien, iliococcygeal
ilion, ilium
illégitime, illegitimate
ilôt, island
image, image, picture
– persistante, after-image
imagerie par résonance magnétique (IRM), magnetic resonance imaging (MRI)
IMAO, MAOI
immature, immature
immédiatement, straight away
immobilité, immobility
immun, immune
immunisation, immunization
immunité, immunity
immunochimie, immunochemistry
immunoélectrophorèse, immunoelectrophoresis
immunofluorescence, immunofluorescence
immunogénétique, immunogenetics
immunoglobuline, immunoglobulin
immunologie, immunology
immunosuppression, immunosuppression
impair, uneven
impalpable, impalpable
impédance, impedance
imperforé, imperforate
implant, implant
implantation, implantation
implication, involvment
impliqué, involved
important, significant, harsh, marked
impossibilité, inability
– d'avaler, aglutition
– d'avaler, aphagia
– de plier une articulation, acampsia, ankylosis
impression, impression
imprimante, printer
impuissance, impotence
impulsion, impulse
inactiver, inactivate
inadaptation, maladjustment
inanition, inanition
inarticulé, inarticulate
incapacité, disability, inability
incarcéré, incarcerated
incertain, tentative
inceste, incest

incidence, incidence, view
incipiens, incipient
incision, incision
incisive, incisor
incisure, incisure
inciter, urge
inclusion intracellulaire, inclusion body
incohérent, incoherent
incompatibilité, incompatibility
incompatible, incompatible
inconscience, unconsciousness
incontinence, incontinence
  – nocturne, bedwetting
inconvenant, improper
inconvénient, drawback
incoordination, incoordination
incrustation, incrustation
incubation, incubation
incurie, malpractice
index, index
indicateur coloré, indicator
indication, indication
indice, clue, index, indication, ratio
indifférent, neutral
indigestion, indigestion
individu, individual
indolore, indolent
induction, induction
induit, induced
induration, induration
inefficace, ineffective
inégal, uneven
inertie, inertia
inévitable, unavoidable
infantile, infantile
infantilisme, infantilism
infarci, infarcted
infarcissement, infarction
infarctus, infarct
  – myocardique, myocardial infarction
infection, infection
  – à Leptospira canicola, canicola fever
  – bactérienne, sepsis
  – nosocomiale, nosocomial infection
  – par aérosol, droplet infection
  – surajoutée, cross-infection
inférieur, inferior
infestation, infestation
infiltration, infiltration
infirme, cripple, disabled
infirmière, nurse
infirmité, infirmity
  – motrice cérébrale, cerebral palsy
inflammation, inflammation
  – des acini, acinitis
inflation, inflation
influence, effect, influence
influx nerveux, impulse
information, input
infra-, infra-
infrarouge, infrared
infundibulum, infundibulum
ingestion, ingestion
inguinal, inguinal
inhalation, inhalation
inhibiteur de la monoamine oxydase (IMAO), monoamine oxidase inhibitor (MAOI)
inhibition, inhibition
  – réciproque, reciprocal inhibition
initial, initial
injecté, injected
injection, injection
  – de rappel, booster dose
inné, inborn, innate
innervation, innervation
inoculation, inoculation
inoffensif, innocuous, innoxious, safe
inondation, flood
inorganique, inorganic
inoxydable, stainless
insaisissable, elusive
insensible, insensible
insertion, insertion
insidieux, insidious

insignifiant, trivial
insomnie, insomnia, sleeplessness
inspiration, inspiration
instabilité psychomotrice, restlessness
instance, agency
instillation, instillation
instrument, instrument
insuffisance, deficiency, failure, incompetence, insufficiency
- **aortique**, aortic insufficiency
- **cardiaque**, cardiac failure, heart failure
- **mitrale**, mitral regurgitation
- **rénale**, kidney failure, renal failure
- **vertébrobasilaire**, vertebrobasilar insufficiency

insuffisant, scanty
insuline, insulin
- **protamine zinc**, protamine zinc insulin

insulinome, insulinoma
insupportable, unbearable
intelligence, intellect, intelligence
- **normale**, sanity

intelligent, clever
inter-, inter-
interarticulaire, interarticular
intercellulaire, intercellular
intercurrent, intercurrent
intérêt, value
intermédiaire, intermediate, surrogate
interne, inner, internal, medial
internement, confinement
interosseux, interosseous
interphase, interphase
interrogatoire, history-taking
interrupteur, switch
interstitiel, interstitial
intertrigo, intertrigo
intertrochantérien, intertrochanteric
intervalle, interval
interventriculaire, interventricular
intervertébral, intervertebral
intestin, bowel, gut, intestine
intestinal, enteric
intolérance, intolerance
intoxication, intoxication
- **alimentaire**, food poisoning
- **par le monoxyde de carbone**, carbon monoxide poisoning
- **tabagique**, nicotine addiction

intoxiqué, addict
intra-, intra-
intra-abdominal, intraabdominal
intra-articulaire, intraarticular
intra-osseux, intraosseous
intra-utérin, intrauterine
intracellulaire, intracellular
intracérébral, intracranial
intracrânien, intracranial
intradermique, intradermal
intradermo-réaction de Casoni, Casoni's test
intradural, intradural
intragastrique, intragastric
intrahépatique, intrahepatic
intralobulaire, intralobular
intramédullaire, intramedullary
intramusculaire, intramuscular
intrapéritonéal, intraperitoneal
intrathécal, intrathecal
intratrachéal, intratracheal
intraveineux, intravenous
intrinsèque, inherent, intrinsic
introspection, introspection
introverti, introvert
intubation, intubation
intumescence, intumescence
inuline, inulin
invagination, intussusception, invagination
invalide, invalide
invalidité, disability
invasif, invasive
invasion, invasion

inverse, inverse, reverse
inversion, inversion
involucre, involucrum
involution, involution
iode, iodine
iodisme, iodism
iodure, iodide
ion, ion
ionisation, ionization
iridectomie, iridectomy
iridocyclite, iridocyclitis
iridoplégie, iridoplegia
iridotomie, iridotomy
iris, iris
IRM, MRI
irradiation, irradiation
irréductible, irreducible
irrigation, irrigation
irritabilité, irritability
irritant, irritant
ischémie, ischemia
ischiojambier, harmstring
ischion, hip bone, ischium
isoanticorps, isoantibody
isolement, insulation, isolation, segregation
isomère, isomer
isométrique, isometric
isotope, isotope
  – **radioactif**, radioactive isotope
issue, outcome
isthme, isthmus
item, item
ivresse, ebriety, inebriation

J

jambe, crus, leg
- **arquée**, bowleg

jarret, ham
jauge, gauge
jaune, luteus, yellow
jéjunectomie, jejunectomy
jéjunostomie, jejunostomy
jeu, set
jeun, à, fasting
jeûne, fast
jeunesse, youth
jointure phalangienne, knuckle
jonction, junction
- **neuromusculaire**, neuromuscular junction

joue, cheek
jour, day
- **frisant, à**, oblique light

journal intime, diary
jugulaire, jugular
jumeaux, twins
- **hétérozygotes**, dizygotic twins
- **homozygotes**, identical twins

juridique, forensic
jurisprudence, jurisprudence
jus, juice
juste, true
justesse, accuracy
justifié, warranted
juvénile, juvenile
juxta-articulaire, juxta-articular

K

kala-azar, kala-azar
kératectasie, keratectasia
kératectomie, keratectomy
kératine, keratin
kératite, keratitis
 – **herpétique**, herpes corneae
kératolytique, keratolytic
kératomalacie, keratomalacia
kératome, keratome
kératomètre, keratometer
kératoplastie, keratoplasty
kératose, keratosis, tylosis
kinase, kinase
kinésithérapie, physiotherapy
kinesthésie, kinesthesis
koïlonychie, koilonychia
Kussmaul, respiration de, air hunger
kwashiorkor, kwashiorkor
kyste, cyst
 – **dermoïde**, dermoid cyst
 – **hydatique**, hydatid cyst
 – **thyréoglosse**, thyroglossal cyst

L

label, signature
labial, labial
labile, labile
laboratoire, laboratory
labyrinthe, labyrinth
labyrinthite, labyrinthitis
lâche, lax, loose
lacrymal, lacrimal
lactalbumine, lactalbumin
lactase, lactase
lactate, lactate
lactogène, lactogenic
lactose, lactose
lacune, lacuna, vacancy
lait, lotion, milk
 – de vache, cow's milk
 – maternisé, humanized milk
laiton, brass
lambdoïde, lambdoid
lambeau, flap
 – de glissement, advancement flap
 – en Z, Z flap
lame, blade, lamina, slide
 – quadrijumelle, tectum mesencephali
lamelle, lamella
laminectomie, laminectomy
lancette, lancet
langage, language, speech
langue, glossa, lingua, tongue
 – noire, lingua nigra
lanoline, lanolin
lanugo, wooly hair
laparoscope, laparoscope
laparotomie, laparotomy
large, wide
 – d'épaules, broad shouldered
larme, tear
larmoiement, lacrimation
larva migrans, creeping disease
laryngé, laryngeal
laryngectomie, laryngectomy
laryngite, laryngitis
 – striduleuse, laryngismus stridulus
laryngocèle, aerocele
laryngologie, laryngology
laryngopharynx, laryngopharynx
laryngospasme, laryngospasm
laryngosténose, laryngostenosis
laryngotomie, laryngotomy
laryngotrachéobronchite, laryngotracheobronchitis
larynx, larynx
laser, laser
latence, lag, latency
latéral, lateral
latéralité croisée, crossed laterality
latescence, milkness
lavage, lavage, washing
 – gastrique, gastric lavage
lavement, enema
 – baryté, barium enema
laxatif, aperient, laxative
laxisme, permissiveness
laxité, laxity, looseness
L.C.R., C.S.F.
lécithine, lecithin
lecteur, drive
léger, light, slight
leishmaniose, leishmaniasis
lent, dull, slow
lente, nit
lenticulaire, lenticular
lentigo, lentigo
lentille, lens
 – de contact, contact lens
leontiasis ossea, leontiasis ossea
lèpre, leprosy
léprome, leproma

leptoméningite, leptomeningitis
leptospirose, canicola fever, leptospirosis
lesbienne, lesbian
lésion, damage, injury, lesion, sore
 – par souffle, blast injury
létal, lethal
léthargie, lethargy
leucémie, leukemia, leukocythemia
 – lymphoïde, lymphocytic leukemia
leucine, leukine
leucinose, maple syrup urine disease
leucocyte, leukocyte
leucocythémie, leukocythemia
leucocytose, leukocytosis
leucodermie, leukodermia
leucolyse, leukocytolysis
leuconychie, leukonychia
leucopénie, leukopenia
leucoplasie, leukoplasia
leucopoïèse, leukopoiesis
leucorrhée, leukorrhea
leucotomie, leukotomy
levier, level
lévocardie, sinistrocardia
lévorotation, sinistrotorsion
lèvre, labium, lip
 – gercée, cracked lip
lévulose, levulose
levure, yeast
liaison, binding, bond, linkage, linking
 – simple, single bond
libération, discharge, release
liberté, patency
libido, libido
libre, free
lichen, lichen
lié, bound
 – au sexe, sex-linked
lien manquant, missing link
lieu, locus, site
ligament, ligament
 – de Chopart, bifurcate ligament
 – de Cooper, pectineal ligament
 – large de l'utérus, broad ligament of uterus
 – rond, round ligament
ligature, ligation, ligature
ligne, line, linea
 – bleue gingivale, blue line
 – bordante pleurale, pleural thickening
 – de conduite, course, policy
 – médiane, midline
lignée, line
ligneux, wooden
liminaire, liminal
limitation des naissances, birth control
limite, borderline
linge, linen
 – sale, dirty linen
lingère, seamstress
lingual, glossal, lingual
liniment, liniment
linite plastique, linitis plastica
lipase, lipase
lipémie, lipemia
lipide, lipid
lipo-atrophie, lipoatrophy
lipochondrodystrophie, lipochondrodystrophy
lipodystrophie, lipodystrophy
lipoïdique, lipoid
lipoïdose, lipoidosis
lipolyse, lipolysis
lipome, lipoma
lipoprotéine, lipoprotéin
liposoluble, fat soluble
liquide, fluid, liquor
 – amniotique, amniotic fluid
 – céphalorachidien (LCR), cerebrospinal fluid (CSF)
 – intra-oculaire, intraocular fluid
 – synovial, synovial fluid
liste, list

lit, bed
literie, bedclothes
lithagogue, lithagogue
lithiase, lithiasis
- **rénale**, nephrolithiasis, renal calculus
litholapaxie, litholapaxy
lithotomie, lithotomy
lithotriteur, lithotritor
lithotritie, lithotrity
litre, liter, litre
livide, livid
livre, pound
- **blanc,** white paper
lobaire, lobar
lobe, lobe
lobectomie, lobectomy
lobotomie, leukotomy
lobule, lobule
local, local
localisation, location
localisé, localized
lochies, lochia
loculaire, loculated
locus, locus
logiciel, software
logique, consistent
loi, law
- **du tout ou rien**, all-or-none law
loin, far
lombaire, lumbar
lombalgies, low back pain
lombes, loin
long, long
- **terme, à -**, long-term
longévité, longevity
longueur, length
- **d'onde**, wavelength
lordose, lordosis
lotion, lotion
loupe, wen
lourd, dull, heavy
lubrifiant, lubricant
lucide, lucid
luette, uvula
lumbago, lumbago
lumen, lumen
lumière, light, lumen
lunatique, moody
lunettes, glasses, spectacles
- **correctrices bifocales**, bifocal spectacles
- **de protection**, goggles
lunule, lunula
lupus érythémateux, lupus erythematosus
luxation, dislocation, luxation
luxe, luxury
lymphadénite, lymphadenitis
lymphangiectasie, lymphangiectasis
lymphangiome, lymphangioma
lymphangioplastie, lymphangioplasty
lymphangite, lymphangitis
lymphatique, lymphatic
lymphe, lymph
lymphocyte, lymphocyte
lymphocythémie, lymphocytemia
lymphocytose, lymphocytosis
lymphogranulome, lymphogranuloma
lymphographie, lymphogram
lymphoïde, lymphoid
lymphome, lymphoma
lymphopénie, lymphocytopenia
lymphoréticulose bénigne d'inoculation, cat scratch fever
lymphosarcome, lymphosarcoma
lyophilisation, freeze-drying
lyse, lysis
lysine, lysine
lysosomial, lysosomal
lysotypie, phage typing
lysozyme, lysozyme
lytique, lytic

médecin, physician, practitioner
médecine, medicine
 – **alternative (douce)**, alternative medicine
 – **légale**, forensic medicine
 – **nucléaire**, nuclear medicine
 – **périnatale**, perinatalogy
média, media
médian, medial, median
médiane de survie, median survival
médianoscopie, medianoscopy
médiastin, mediastinum
médicament, drug, medicament, medicine
médicamenteux, drug-related
médication, medication
médicinal, medicinal
médicochirurgical, medicosurgical
médullaire, medullary
médulloblastome, medulloblastoma
médullosurrénale, adrenal medulla
méduse, jelly fish
mégacaryocyte, megakaryocyte
mégacéphalie, megacephaly
mégacôlon, megacolon
mégaloblaste, megaloblast
mégalomanie, megalomania
méiose, meiosis
mélancolie, melancholia
 – **d'involution**, involutional melancholia
mélange, blend, mixture
mélanine, melanin
mélanique, melanotic
mélanome, melanoma
mélanose, melanosis
mélasse, molasses
membrane, layer, membrane
 – **cellulaire**, cell membrane
 – **du tympan**, myringa
 – **hyaloïde**, hyaloid membrane
membre, limb
 – **fantôme**, phantom limb
 – **inférieur**, lower limb
 – **supérieur**, pectoral limb
mémoire, memory
menace, threat
ménarche, menarche
méningé, meningeal
méninges, meninges
méningiome, meningioma
méningisme, meningism
méningite, meningitis
méningo-encéphalocèle, meningoencephalocele
méningocèle, meningocele
méningococcémie, spotted fever, meningococcemia
méniscectomie, meniscectomy
ménisque, meniscus
ménopause, climateric, menopause
ménorragie, menorrhagia
menstruation, menstruation
mental, mental
menton, chin
 – **fuyant, à**, mentoposterior
 – **proéminent, à**, mentoanterior
mentonnier, mental
mer, sea
mère, mother
mésartérite, mesarteritis
mésencéphale, mesencephalon, midbrain
mésenchyme, mesenchyme
mésentère, mesentery
mésentérique, mesenteric
méso-appendice, mesoappendix
mésocôlon, mesocolon
mésoderme, mesoderm
mésonéphrome, mesonephroma
mésosalpinx, mesosalpinx
mésothéliome, mesothelioma
mésothélium, mesothelium
mésovarium, mesovarium
mesure, measure
métabolique, metabolic

métabolisme, metabolism
– **basal**, basal metabolic rate
métacarpe, metacarpus
métacarpien, metacarpal
métacarpophalangien, metacarpophalangeal
métal, metal
métamorphose, metamorphosis
métaphore, metaphore
métaphyse, metaphysis
métaplasie, metaplasia
métastase, metastasis
métatarsalgie, metatarsalgia
métatarsien, metatarsal
météorisme, flatulence, meteorism
méthémoglobine, methemoglobin
méthionine, méthionine
méthode, method
– **à l'insu**, blind test
métis, half bred
métisse, half cast
mètre, meter
métrite, metritis
métrorragie, metrorrhagia
microbe, microbe
microbiologie, microbiology
microcéphale, microcephalic
microchirurgie, microsurgery
microcyte, microcyte
microcytémie, microcythemia
microéveil, arousal
microglie, microglia
micrognathie, micrognathia
microgramme (μg), microgram (μg)
micromètre (μm), micrometer (μm)
microorganisme, microorganism
microorganisme, organism
microphtalmie, microphthalmos
microscope, microscope
– **à balayage**, scanning microscope
– **à contraste de phase**, phase-contrast microscope
microscopie électronique, electron microscopy
microsome, microsome
microtome, microtome
miction, emiction, micturition, urination
midi, midday
miel, mel, honey
migraine, migraine
miliaire, miliaria, miliary
milieu, media, medium, middle, setting
– **ambiant**, environment
– **de culture**, culture medium
milium, milium
millicurie (mCi), millicurie (mCi)
milligramme (mg), milligram (mgm)
millilitre (ml), milliliter (mL)
millimètre (mm), millimeter (mm)
mimétisme, mimicry
mince, thin
minéral, mineral
minuit, midnight
minuscule, minute, tiny
miroir, mirror
mise au point, adjustment, focusing
– **en évidence**, determination, evidence
– **en garde,** warning
– **en nourrice**, fostering
– **en œuvre**, implementation
mitochondries, mitochondria
mitose, karyokinesis, mitosis
mobile, mobile
mobilité, motion
mode d'emploi, instruction leaflet
modelage, molding
modèle, pattern
modification, change
moelle, marrow, medulla
– **épinière**, spinal cord

– **osseuse**, bone marrow
moignon, stump
moindre, lesser
moisissure, mould
moitié, half
molaires, molar teeth
molalité, molality
molarité, molarity
mole, mole,
– **hydatiforme**, hydatiform mole, trophoblastic disease
moléculaire, bas poids, low-molecular weight
molécule, molecule
mollet, calf
mongolisme, Down's syndrome, mongolism
monoblaste, promonocyte
monoclonal, monoclonal
monocyte, macrophage, monocyte
monocytose, monocytosis
monographie, monograph
mononévrite, mononeuritis
mononucléaire, mononuclear
mononucléose, mononucleosis
– **infectieuse**, glandular fever
monoplégie, monoplegia
monorchide, monorchid
monosaccharide, monosaccharide
mont de Vénus, mons pubis
morbide, morbid
morceau, bit, patch
morgue, morgue, mortuary
moribond, moribund
morphine, morphine
morphologie, morphology
morpion, crab louse
morsure, bite
mort, dead, death
– **cérébrale**, brain death
- **subite,** sudden death
– **subite du nourrisson**, cot death, sudden infant death syndrome
mort-né, dead birth
mortalité, mortality
mortel, deadly, fatal, killing
mortinatalité, stillbirth rate
morue, cod
morula, morula
morve, glanders
mosaïque, mosaic
mot, word
moteur, motor
motilité, motility
mou, flabby, loose
mouche, fly
– **tsé-tsé**, tsetse fly
moucher (se), blow one's nose
mouchoir, handkerchief
mouillable, wetable
mouillant, wetting
mouillé, wet
moulage, molding
moule, cast
mourant, dying
mourir, die
mousse, foam
mouvement, motion, movement
– **oculaire rapide (MOR)**, rapid eye movement (REM)
moyen, intermediate, mean, measure, medium
moyenne, average, mean
moyens d'existence, livehood
mucilage, mucilage
mucine, mucin
mucocèle, mucocele
mucoïde, mucoid
mucopurulent, mucopurulent
mucoviscidose, cystic fibrosis, fibrocystic disease, mucoviscidosis
mucus, mucus
mue, shedding
muet, dumb, mute
muguet, aphtous stomatitis, thrush
multigeste, multigravida
multiloculaire, multilocular
multipare, multipara

multiple, multiple
muqueuse, mucosa, mucous membrane
mûr, mature
murmure, murmur
- **vésiculaire**,breath sounds

muscle(s), muscle(s)
- **à fibres rapides**, fast muscle fiber
- **couturier**, sartorius muscle
- **de l'étrier**, stapedius muscle
- **demi-membraneux**, semimembranosus muscle
- **fessier**, gluteus muscle
- **grand droit**, rectus abdominis muscle
- **grand oblique de l'abdomen,** external oblique muscle
- **grand rond**, teres major muscle
- **jumeaux de la jambe**, gastrocnemius muscle
- **péristaphylin interne**, levator palati muscle
- **soléaire**, soleus muscle
- **spineux,** erector spinal muscles
- **sternocléido-mastoïdien**, sternomastoid muscle

mutagène, mutagen
mutant, mutant
mutation, mutation
mutilation, mutilation
mutisme, mutism
mutité, mutism
myalgie, myalgia
myase rampante cutanée, creeping disease
myasthénie, myasthenia, myasthenia gravis
mycétome, mycetoma
mycose, mycosis
mycosis, mycosis
mycotoxine, mycotoxin
mydriase, mydriasis
myéline, myelin
myélite, myelitis
myélocyte, myelocyte
myélogramme, myelogram
myéloïde, myeloid
myélomatose, myelomatosis
myélome, myeloma
myéloméningocèle, myelocele
myélopathie, myelopathy
myéloplaxe, osteoclast
myélosclérose, myelosclerosis
myocarde, myocardium
myocardique, myocardial
myocardite, myocarditis
myofibrille, myofibril
myogène, myogenic
myoglobine, myoglobin
myome, myoma
myomectomie, myomectomy
myomètre, myometrium
myopathie, myopathy
- **oculaire**, progressive ophthalmoplegia

myope, myope, short-sighted
myopie, myopia, near-sight
myosarcome, myosarcoma
myosine, myosin
myosis, myosis
myosite, myositis
- **ossifiante**, myositis ossificans

myotique, myotic
myotomie, myotomy
myotonie, myotony
myringoplastie, myringoplasty
myxome, myxoma
myxosarcome, myxosarcoma
myxœdème, myxedema

N

nain, dwarf, nanous
naissance, birth
naissant, incipient
nanisme, nanism
nanogramme (ng), milligamma (mγ)
narcissisme, narcissism
narcoanalyse, narcoanalysis
narcolepsie, narcolepsy
narcose, narcosis
narcotique, narcotic
narine(s), nostril, nares
nasal, nasal
nasolacrymal, nasolacrimal
nasopharynx, nasopharynx
natalité, natality
nauséabond, nauseant
nausée, nausea
navette, faire la, shuttle
naviculaire, navicular
nævus, birth mark, nevus
né, born
necessité, requirement
nécropsie, necropsy
nécrose, necrosed, necrosis
nécrotique, necrotic
négatif, negative
négativisme, negativism
négligence, malpractice, negligence
neige carbonique, dry ice
nématode, nematode, threadworm
néonatal, neonatal
néoplasme, neoplasm
néphélion, nebula
néphrectomie, nephrectomy
néphrite, nephritis
néphro-urétérectomie, nephroureterectomy
néphroblastome, nephroblastome
néphrocalcinose, nephrocalcinosis
néphrocapsulectomie, nephrocapsulectomy
néphrocarcinome, renal adenocarcinoma
néphrolithotomie, nephrolithotomy
néphrome, nephroma
néphron, nephron
néphropathie, renal disease
néphropexie, nephropexy
néphroptose, nephroptosis
néphrosclérose, nephrosclerosis
néphrose, nephrosis
néphrostomie, nephrostomy
néphrotique, nephrotic
  – syndrome -, nephrosis
néphrotomie, nephrotomy
nerf, nerve
  – circonflexe, circumflex nerve
  – crânien, cranial nerve
  – crural, femoral nerve
  – facial, facial nerve
  – honteux interne, pudendal nerve
  – moteur oculaire externe, abducens nerve
  – moteur oculomoteur commun, oculomotor nerve
  – pathétique, trochlear nerve
  – pneumogastrique, vagus nerve
  – récurrent, recurrent laryngeal nerve
  – saphène interne, saphenous nerve
  – sensitif, sensory nerve
  – trijumeau, trigeminal nerve
nerfs, nerves
  – rachidiens, spinal nerves

– splanchniques, splanchnic nerves
nerveux, nerve, nervous
neural, neural
neurapraxie, neurapraxia
neurasthénie, neurasthenia
neurilemme, neurilemma
neurinome, neurinoma
neuro-épithélium, neuroepithelium
neuroblaste, neuroblast
neuroblastome, neuroblastoma
neurochirurgie, neurosurgery
neurofibromatose, neurofibromatosis
neurofibrome, neurofibroma
neuroleptique, neuroleptic
neurologie, neurology
neurologue, neurologist
neurone, neuron
neuropathie, neuropathy
neuropathique, neuropathic
neuroplastie, neuroplasty
neurorraphie, neurorrhaphy
neurosyphilis, neurosyphilis
neurotmésis, neurotmesis
neurotomie, neurotomy
neurotransmetteur, neurotransmitter
neutre, neutral
neutropénie, neutropenia
neutrophile, neutrophil
névralgie, neuralgia
– brachiale, brachial neuralgia
– faciale, trigeminal neuralgia
névrectomie, neurectomy
névrite, neuritis
– interstitielle, interstitial neuritis
– optique rétrobulbaire, retrobulbar optic neuritis
névrodermite, neurodermatitis
névroglie, glia, neuroglia
névrome, neuroma
névrose, neurosis
– d'angoisse, anxiety neurosis
névrosé, neurotic
nexus, tight junction
nez, nose
nidation, nidation
niveau, level
nocif, harmful, noxious
nocturne, nocturnal
nodosité, nodule
– d'Heberden, Heberden's node
nodule, nodule
– vocal, singer's node
noir, black
noirâtre, nigrescent
nom, name
noma, cancrum oris
nombre, number
nombril, navel
non comestible, inedible
– potable, undrinkable
– valable, invalid
– utilisation, disuse
noradrénaline, norepinephrine
normal, normal
norme, standard
normoblaste, normoblast
normocyte, normocyte
nosologie, nosology
nosophobie, nosophobia
nourri au biberon, bottle fed
nourrisson, infant
nourriture, feed, food
nouveau-né, neonate, newborn
noyade, drowning
noyau, core, nucleus
– arqué, arcuate nucleus
– rouge, red nucleus
noyaux gris centraux, basal ganglia
nœud, knot, node
– de Keith et Flack, sinoatrial node
– sinusal, pacemaker
nu, bare, naked
nucléé, nucleated
nucléole, nucleolus

oral, oral
orbiculaire, orbicular
orbitaire, orbital
orbite, orbit
orchi-épididymite, epididymo-orchitis
orchidectomie, orchidectomy
orchidopexie, orchidopexy
orchiépididymite, orchiepididymitis
orchite, orchitis
ordinateur, computer
ordonnance, formula, prescription
ordonné, tidy
ordonnée, ordinate
ordre, order
oreille, ear
 – externe, outer ear
 – interne, inner ear
 – moyenne, middle ear
oreillette, atrium
oreillons, mumps
organe, organ
 – interne, viscus
organes génitaux, genitalia
organigramme, diagram
organique, organic
Organisation mondiale de la santé (OMS), World Health Organisation (WHO)
organisme, body, organism
 – humanitaire, charity
orgasme, orgasm
orgelet, hordeolum, sty
orientation, orientation
orifice, foramen, hiatus, orifice, ostium
origine, origin
ORL (otorhinolaryngologie), ENT (ear-nose-throat)
ornithose, ornithosis
oropharynx, oropharynx
orteil, hallux, toe
 – en marteau, hammer toe
orthèse, orthosis
orthodontie, orthodontics
orthopédie, orthopedics
orthophoniste, speech therapist
orthostatique, orthostatic
os, bone, os
 – cassant (-téogenèse imparfaite), brittle bones
 – crochu du carpe, hamate bone
 – frontal, frontal bone
 – hyoïde, hyoid bone
 – iliaque, hip bone, innominate bone
 – innominé, innominate bone
 – malaire, jugal bone, zygomatic bone
 – pisiforme, pisiform bone
 – sésamoïde, sesamoid bone
oscillation, oscillation, swing
osmolalité, osmolality
osmole, osmole
osmose, osmosis
osselet, ear bone, ossicle
osseux, osseous
ossification, ossification
ostéite, osteitis
ostéo-arthropathie, osteoarthropathy
ostéo-arthrose, osteoarthrosis
ostéo-arthrotomie, ostéoarthrotomy
ostéoblaste, osteoblast
ostéocartilagineux, osteochondral
ostéochondrite, osteochondritis
ostéochondrome, osteochondroma
ostéoclasie, osteoclasis
ostéoclaste, osteoclast
ostéocyte, osteocyte
ostéodystrophie, osteodystrophy
ostéogenèse, osteogenesis
ostéolytique, osteolytic
ostéomalacie, osteomalacia
ostéomyélite, osteomyelitis
ostéopathie, osteopathy
ostéopétrose, osteopetrosis

– **familiale**, marble bone disease
ostéophyte, osteophyte
ostéoplastique, osteoplastic
ostéoporose, osteoporosis
ostéosarcome, osteosarcoma
ostéosclérose, osteosclerosis
ostéotome, osteotome
ostéotomie, osteotomy
otalgie, ear ache, otalgia
otite, otitis, sore ear
– **généralisée**, panotitis
– **moyenne adhésive**, glue ear
otolithe, otolith
otologie, otology
otomycose, otomycosis
otorhinolaryngologie, otorhino-laryngology
otosclérose, otosclerosis
otoscope, auriscope, otoscope
ototoxique, ototoxic
ouate, cotton wool
ouranite, uvulitis
ouraque, urachus
outil, tool
ouvert, open, patulous
ouverture, hiatus, introitus, opening
ouvre-bouche, gag
ovaire, oophoron, ovary
ovariectomie, oophorectomy, ovariectomy
ovario-salpingectomie, oophoro-salpingectomy
ovariotomie, ovariotomy
ovarite, ovaritis
oviducte, oviduct
ovocyte, oocyte
ovogenèse, oogenesis
ovulation, ovulation
ovule, ovule
oxalurie, oxaluria
oxycéphalie, oxycephaly
oxydation, oxidation
oxygénation, oxygenation
oxygène, oxygen
oxygénothérapie, oxygen therapy
oxyhémoglobine, oxyhemoglobin
oxymètre, oximeter
oxyure, pinworm
oxyurose, enterobiasis, oxyuriase
ozène, ozena
ozone, ozone
œdème, edema
– **de Quincke**, angioneurotic edema
– **papillaire**, papilledema
œil, eye
œsophage, esophagus, gullet
œsophagectomie, esophagectomy
œsophagien, esophageal
œsophagite, esophagitis
œsophagoscopie, esophagoscopy
œstrogène, estrogen
œuf, egg, ovum

P

pachydermie, pachydermia
pachyméningite, pachymeningitis
pair, peer
palais, palate
pâleur, pallor
palliatif, palliative
pallidectomie, pallidectomy
pallidum, globus pallidus
palmaire, palmar
palmier, palm
palpable, tangible
palpation, palpation
palpitation, flutter, palpitation
paludisme, malaria, paludism
panaris, whitlow
panarthrite, panarthritis
pancardite, pancarditis
pancréas, pancreas
pancréatectomie, pancreatectomy
pancréatine, pancreatin
pancréatite, pancreatitis
pancréozymine, pancreozymine
pandémique, pandemic
panhypopituitarisme, panhypopituitarism
panophtalmie, panophthalmia
pansement, dressing
  – occclusif, occlusive dressing
pantoufles, slippers
papille, papilla
  – optique, optic disk
papillite, papillitis
papillome, papilloma
papule, papule
  – œdémateuse, wheal
paquet, package
par exemple, e.g.
paracentèse, paracentesis
  – tympanique, myringotomy
paracétamol, acetaminophen
paracousie, paracusia
paragrippal, parainfluenza
paralysé, crippled
paralysie, palsy, paralysis
  – bulbaire, bulbar palsy
  – du plexus solaire, abepithemia
  – des béquillards, crutch paralysis
  – diaphragmatique, phrenoplegia
  – du voile du palais, palatoplegia
  – faciale, facial paralysis
  – pseudobulbaire, pseudobulbar palsy
paralytique, paralytic
paramédian, paramedian
paramédical, paramedical
paramètre, parametrium
paramétrite, parametritis
paramnésie, paramnesia
paranasal, paranasal
paranoïa, paranoia
paranoïde, paranoid
paraphimosis, paraphimosis
paraplégie, paraplegia
pararectal, pararectal
parasite, parasite
parasiticide, parasiticide
parasympathique, parasympathic
parathormone, parathormone
parathyroïde, parathyroid
paratyphoïde, paratyphoid
paravertébral, paravertebral
parenchyme, parenchyma
parentéral, parenteral
parents, kin, relatives
  – nourriciers, foster parents
parésie, paresis
paresthésie, paresthesia
pariétal, parietal

parité, parity
parodontopathie, periodontal disease
paroi(s), wall, parietes
- **cellulaire**, cell wall
- **thoracique**, chest wall
paronychie, paronychia
parosmie, parosmia
parotide, parotid
parotidite, parotiditis
paroxysme, paroxysm
paroxystique, paroxysmal
parthénogenèse, parthenogenesis
particule, particle
partie, region
- **centrale**, core
parturition, parturition
pas, step, pace
passage à l'acte, acting out
passif, passive
pasteurisation, pasteurization
patellectomie, patellectomy
pathogène, pathogenic
pathogénie, pathogenesis
pathognomonique, pathognomonic
pathologie, pathology
pathophobie, pathophobia
patient, patient
- **en fin de vie,** terminally ill patient
paume, palm
paupière, eyelid, lid, palpebra
pavillon de l'oreille, auricle
peau, skin
pectine, pectin
pectoral, pectoral
pédiatre, pediatrician
pédiatrie, pediatrics
pédiculé, pedicle, pediculated
pédiculose, pediculosis
pédicure, chiropodist
pédoncule, crus, peduncle
- **cérebelleux**, brachium cerebelli
peigne, comb
péjoratif, grim
pellagre, pellagra
pellicules, dandruff, pellicle, scurf
pelvien, pelvic
pelvimétrie, pelvimetry
pemphigus, pemphigus
pendaison, hanging
pendant, pendulous
pendulaire, pendular
pénétration, penetration
pénicilline, penicillin
pénis, penis
pensée, cerebration, mind, thought
pente, slope
pentose, pentose
pentosurie, pentosuria
pepsine, pepsin
peptide, peptide
peptique, peptic
perceptible, sensible
perception, perception
percussion, percussion
- **thoracique**, clapping
percutiréaction, patch test
père, father
perfectionné, sophisticated
perforateur, drill
perforation, perforation
perfusion, infusion, perfusion
- **intraveineuse**, intravenous infusion
- **veineuse à demeure**, indwelling venous infusion
périamygdalien, peritonsillar
périartérite, periarteritis
- **noueuse**, periarteritis nodosa, polyarteritis nodosa
périarthrite, periarthritis
péricarde, pericardium
péricardique, pericardial
péricardite, pericarditis
périchondre, perichondrium
périchondrite, perichondritis
péricolite, pericolitis
périlymphe, perilymph

périmé, outdated
périmètre, perimeter
périnéal, perineal
périnée, perineum
périnéorraphie, perineorraphy
périnéphrétique, perinephric
périnèvre, epineurium, perineurium
période, half-life, period
  – asymptomatique, symptom-free interval
  – prodromique, prodromal period
  – réfractaire, refractory phase
périoste, periosteum
périostique, periosteal
périostite, periostitis
périphérique, peripheral
périrectite, periproctitis
péristaltisme, peristalsis
péritoine, peritoneum
péritomie, peritomy
péritonéal, peritoneal
péritonite, peritonitis
périurétral, periurethral
perle, bead
perméabilité, patency
  – du foramen ovale, patent foramen ovale
permission, leave
pernicieux, pernicious
péroné, calf bone, fibula
persévération, perseveration
persistant, nagging
personnalité, personality
personne âgée, elderly
personnel d'encadrement, staff
perspectives, outlook
perspicacité, insight
perspiration, perspiration
perte, loss
  – de chaleur, heat loss
  – de connaissance, consciousness loss
pertinent, relevant
perturbation, disturbance
pèse-bébé, baby-scale
pessaire, pessary
peste, plague
  – bubonique, bubonic plague
pet, fart
pétéchie, petechia
petit, short, small
  – juif, funnybone
petite enfance, infancy
  – taille, shortness
petites lèvres, labia minora
pétreux, petrous
pétrissage, petrissage
pH, pH
phagocyte, phagocyte
phagocytose, phagocytosis
phalange, phalange
phanère, integument
pharmacie, pharmacy
pharmacien, pharmacist
pharmacocinétique, pharmacokinetics
pharmacodépendance, drug dependance
pharmacogénétique, pharmacogenetics
pharmacologie, pharmacology
pharyngé, pharyngeal
pharyngectomie, pharyngectomy
pharyngite, pharyngitis
pharyngo-laryngectomie, pharyngolaryngectomy
pharyngoplastie, pharyngoplasty
pharyngotomie, pharyngotomy
pharynx, pharynx
phénomènes cadavériques, postmortem changes
phénotype, phenotype
phénylcétonurie, phenylketonuria
phlébectomie, phlebectomy
phlébite, phlebitis
phlébographie, venography
phlegmatia, phlegmasia
  – alba dolens, phlegmasia alba dolens

phlycténulaire, phlyctenular
phobie, phobia
phonation, phonation
phoniatrie, phoniatrics
phonocardiogramme, phonocardiogram
phonocardiographe, phonocardiograph
phosphatase acide, acid phosphatase
phosphate, phosphate
phosphaturie, phosphaturia
phospholipide, phospholipid
phosphonécrose, phosphonecrosis
photobiologie, photobiology
photochimiothérapie, photochimiotherapy
photomètre à flamme, flame photometer
photophobie, photophobia
photosensibilisation, photosensitization
phrénicectomie, phrenicectomy
phrénique, phrenic
phrynodermie, keratosis follicularis
phtiriase, pediculosis
physicien, physicist
physiologie, physiology
physiothérapie, physiatrics
pian, framboesia, yaws
pic, peak, spike
pica, pica
pie-mère, pia mater
pièce, patch, room
pied, foot, pes
  – bot, clawfoot, clubfoot, talipes
  – bot talus, talipes calcaneus
  – bot varus, pigeon toe
  – bot varus équin, talipes equinus
  – creux, pes cavus, talipes cavus
  – d'athlète, athlete's foot
  – plat, flatfoot, pes valgus, sag foot
  – tombant, drop foot
piégeage, trapping
pigment, pigment
  – biliaire, bile pigment
pigmentation, pigmentation
  – réticulée, reticulate pigmentation
pile électrique, battery
pillule, pill
pince, clamp, clip, forceps
pinceau, brush
pinguécula, pinguecula
pinocytose, pinocytosis
pipette, pipet
pipi, faire, piddle
piqûre, bite, injection, puncture
  – d'épingle, pin prick
  – d'insecte, insect sting, prick
piste, track
pityriasis rosé de Gibert, pityriasis rosea
place, locus
placenta, placenta
  – praevia, placenta praevia
plagiocéphalie, plagiocephaly
plaie, sore, wound
plainte, complaint
plan, scheme
planche anatomique, anatomical chart
plancher, floor
plannification, planning
  – familiale, family planning
plantaire, plantar
plante du pied, sole
plaque, plate
  – motrice, end plate, motor end plate
plaquette, platelet
plasma, plasma
plasmaphérèse, plasma exchange, plasmapheresis
plasmocyte, plasma cell
plasmocytose, plasmacytosis
plâtre, cast, plaster
plein, full

pléomorphisme, pleomorphism
pléthore, plethora
pléthysmographe, plethysmograph
pleur, cry
pleurésie, pleural effusion, pleurisy
plèvre, pleura
plexus, plexus
– **brachial**, brachial plexus
– **honteux**, pudendal plexus
– **solaire**, solar plexus
pli, gyrus
– **cutané**, skinfold
plicature, plica
plomb, lead
plombage, filling
plombé, leaden
plongée, diving
plus grand que la normale, justo-major
pneumatocèle, pneumatocele
pneumaturie, pneumaturia
pneumoconiose, pneumoconosis
pneumocoque, pneumococcus
pneumonectomie, pneumonectomy
pneumonie, pneumonia
pneumopathie, pneumopathy
pneumopéritoine, pneumoperitoneum
pneumothorax, pneumothorax
poche, pouch
– **pharyngée**, pharyngeal pouch
poids, gravity, weight
– **corporel,** body weight
poigne, grip
poignet, cuff, wrist
poïkilocytose, poikilocytosis
poil, hair
poilu, hairy
poing, fist
point, dot, point, stitch
– **de côté,** stitch in the side
– **de pression**, pressor point
– **faible**, flaw
pointe, spike
– **du cœur**, apex of heart
poison, poison, venom
poitrine, bust, breast, chest
polioencéphalite, polioencephalitis
poliomyélite, poliomyelitis
pollution, pollution
polyarthrite, polyarthritis
– **rhumatoïde**, rheumatoid arthritis
polychondrite, polychondritis
polydactylie, polydactyly
polydipsie, polydipsia
polyglobulie, polycythemia
polygone de sustentation, polygon of support
polykystique, polycystic
polyménorrhée, epimenorrhea, polymenorrhea
polymorphisme, polymorphism
polymyosite, polymyositis
polyneuropathie, polyneuropathy
polynévrite, polyneuritis
polyopie, polyopia
polype, polypus
polypose, polyposis
polysaccharide, polysaccharide
polytoxicomanie, multiple drug
polyurie, polyuria
pommade, ointment, pomade
pomme d'Adam, Adam's apple
pompe, pump
ponction, puncture, tap
– **-biopsie à l'aiguille**, needle biopsy
– **cisternale**, cisternal puncture
– **lombaire**, lumbar puncture
pont, bond
pontage, bypass
poplité, popliteal
pore, pore
porphyrie, porphyria
porphyrine, porphyrin
portage, carriage
porte, gate, portal
– **-aiguille**, needle holder

portée, reach, scope
porter, wear
porteur, carrier
portillon, gate
positif, positive
position, position
  – **genu-pectorale**, genupectoral position, knee elbow position
posologie, dosage, dose, posology
possible, feasable
post-abortum, postabortal
post-charge, after-load
post-cure, after-care
post-mictionnel, postvoiding
poste, shift
postérieur, hind
postural, postural
posture, position
pot d'échappement, exhausted pipe
potassium, kalium
potentiel, potential
  – **d'action**, action potential
  – **de repos**, resting potential
  – **évoqué**, evoked potential
potion, draught
pou, lice
  – **du pubis**, crab louse
pouce, inch, thumb
poudre, powder
pouls, pulse
  – **alternant**, pulsus alternans
  – **bigéminé**, bigeminal pulse
poumon, lung
  – **du fermier**, farmer's lung
pour et contre, pros and cros
pourpre rétinien, rhodopsin
pourvu que, provided that
poussée, bout, flare
pousser, urge
poussière, dust
pouvoir, faculty
poux, louse
praticien, practitioner
pratique, convenient
préauriculaire, preauricular
précancéreux, precancerous
précipité, deposit
précipitine, precipitin
précis, accurate, clear-cut
précoce, early, precocious
précordialgie, precordialgia
précordium, precordium
préhension, grasping
préjugé, prejudice
prélèvement, collection
  – **de moelle osseuse**, bone marrow puncture
prématuré, premature
prématurité, prematurity
prémenstruel, premenstrual
premiers secours, first aid
prémolaire, premolar
prénatal, antenatal, prenatal
prénom, christian name
préparation des médicaments, dispensation
prépuce, foreskin, prepuce
presbyacousie, presbycusia
presbyophrénie, presbyophrenia
presbyte, longsighted
presbytie, presbyopia
présentation, display, presentation
  – **de la face**, face presentation
  – **frontale**, brow presentation
  – **vicieuse**, malpresentation
préservatif, contraceptive
pression, pressure
  – **artérielle**, blood pressure
  – **de rétraction élastique**, recoil pressure
  – **osmotique**, osmotic pressure
présystole, presystole
preuve, evidence
prévision, forecast
priapisme, priapism
primaire, primary
primipare, primipara
principal, main
principe, law
prise, intake

– **d'alcool**, alcohol intake
– **de conscience**, awareness
– **en charge,** management
privation, deprivation
procédé, process
processus, process
proche, close, near
procidence, procidentia, prolapse
procréer, breed
proctalgie, proctalgia
proctectomie, proctectomy
proctocèle, proctocele
proctoscopie, proctoscopy
procubitus, prone, ventral decubitus
production, yield
produit, product, output
– **de remplacement**, substitute
proenzyme, zymogen
profond, deep
profondeur, depth
progéniture, offspring, progeny
progérie, progeria
progestérone, progesterone
proglottis, proglottis
programme, schedule
programmé, elective
progrès, advance
projection, projection
projet, scheme
prolactine, lactogenic hormone, prolactine
prolapsus, procidentia, prolapse
prolongé, extended
promontoire, promontory
pronation, pronation
pronostic, outlook, prognosis
propagation, spread
prophylaxie, prophylaxis
propre, clean, proper
propriocepteur, proprioceptor
proraphie, advancement
prostacycline, prostacyclin
prostaglandine, prostaglandin
prostate, prostate
prostatectomie, prostatectomy
prostration, prostration
protéine, protein
protéinurie, proteinuria
protéolyse, proteolysis
prothèse, prosthesis
prothrombine, prothrombin
protoplasme, protoplasm
prototype, prototype
protoxyde d'azote, laughing gas, nitrous oxide
protozoaire, protozoa
protrusion oculaire, proptosis oculi
protubérance annulaire, pons
protubérantiel, pontine
provitamine, provitamin
proximal, proximal
prudence, caution
prudent, cautious
prurit, itching, pruritus
pseudarthrose, pseudarthrosis
pseudo-méningite, meningism
pseudopode, pseudopod
psittacose, psittacosis
psoïtis, psoitis
psore, scabies
psoriasis, psoriasis
psorique, scabietic
psychasthénie, psychasthenia
psychiatrie, psychiatry
psychisme, psyche
psychodépendance, psychological dependance
psychogène, psychogenic
psychologie, psychology
psychologue, psychologist
psychonévrose, psychoneurosis
psychopathe, psychopath
psychopathologie, psychopathology
psychose, psychosis
– **maniacodépressive**, manic-depressive psychosis
– **puerpérale**, postpartum psychosis
psychosomatique, psychosomatic

psychothérapie, psychotherapy
ptérigion, pterigium
ptose, ptosis
ptosis, ptosis
ptyaline, ptyalin
ptyalisme, polysialia, ptyalism
puanteur, fetor
pubère, mature
puberté, puberty
pubis, pubis
publication, issue
puce, chip, flea
puceron, aphid
puerpéralité, puerperium
puissance, potency, power, power output
puissant, powerful
puits, sink
pulmonaire, pulmonary
pulpe, pulp
pulpite, pulpitis
pulsatile, throbbing
pulsation, beat, pulsation
 – défectueuse, acrotism
pulsion, drive, instinct
pulvérisation, spray
punaise, bug
 – de lit, bedbug
pupille, pupil
purpura, purpura
 – rhumatoïde, Henoch's purpura
 – thrombocytopénique, immune thrombocytopenic purpura
purulent, purulent
pus, pus
pustule, bleb, fester, pock, pustule
putréfaction, putrefaction
pycnique, pyknic
pycnose, pyknosis
pyélite, pyelitis
pyélographie, pyelography
pyélolithotomie, pyelolithotomy
pylore, pylorus
pylorique, pyloric
pyloroplastie, pyloroplasty
pyodermite, pyoderma
pyogène, pyogenic
pyométrie, pyometra
pyonéphrose, pyonephrosis
pyorrhée, pyorrhea
pyosalpinx, pyosalpinx
pyramidal, pyramidal
pyramide, pyramide
pyridoxine, pyridoxin
pyrogène, pyrogen
pyrosis, pyrosis
pyurie, pyuria

Q

quadriceps, quadriceps
quarantaine, quarantine
quatre pattes, à, on all fours
quérulence, querulousness
questionnaire à remplir, form to fill
queue, tail
  – de cheval, cauda equina
quinquinisme, cinchonism
quinte de toux, coughing fit
quotidien, daily
quotient, quotient, ratio
  – intellectuel (QI), intelligence quotient, (IQ)

R

raccourcissement, shortening
racémeux, racemose
rachis, spine
rachitisme, rickets
  – vitaminorésistant, resistant rickets
racine, radix, root
  – antérieure, anterior root
  – carrée, square root
  – dorsale, dorsal root
radial, radial
radiance, radiant energy
radiation, radiation
  – ionisante, ionizing radiation
radical, drastic, radical
radicotomie, rhizotomy
radiculite, radiculitis
radioactif, radioactive
radioactivité, radioactivity
radiobiologie, radiobiology
radiographie, radiography, X-ray
radiologie, radiology
radiologiste, radiologist
radiomucite, radioepithelitis
radiosensibilité, radiosensitivity
radiothérapie, radiotherapy
radon 219, actinon
rage, rabies, sham
raide, stiff
raideur, stiffness
raison, sanity
râle, rale, rattle
  – sous-crépitant, subcrepitant rale
rameau, ramus
ramper, creep
rang, grade
rapide, fast, quick
rappel, recall
rapport, connection, ratio, relation, relationship, report
  – bénéfices-risques, risk-benefit ratio
  – coût-efficacité, cost-effectiveness ratio
  – en - avec, related
rapporter, mention
rare, sparse
raser, abrade
rash, rash
rassembler, gather
rate, lien, spleen
ration, intake
  – alimentaire, food intake
rationalisation, rationalization
rattacher, fasten
rauque, hoarse, raucous
rayon, ray
  – gamma, gamma ray
rayonnement, radiation
  – mou, soft radiation
rayons, rays
  – alpha, alpha rays
  – ultraviolets, ultraviolets rays
  – X, X-ray
réactif, reagent
réaction, reaction, response
  – médicamenteuse, drug reaction
  – secondaire, side effect
réactivité, reactivity
réadaptation, rehabilitation
réanimation, intensive care
rebond, rebound
rebord,margin
rebouteux, bone setter
recaptation, reuptake
récepteur, receptor
récessif, recessive
rechute, recurrence, relapse
récipient, container, cubicle, vial

réclamer, claim
recombinaison, recombination
recommandation, guideline
reconnaissance, recognition
recrutement, recruitment
rectal, rectal
rectite, proctitis
rectocèle, rectocele
rectocolite hémorragique, ulcerative colitis
rectoscopie, rectoscopy
rectosigmoïdectomie, rectosigmoidectomy
récurrence, recurrence
recyclage, retraining
rédacteur en chef, editor
réduction, reduction
réduit, scarce
rééducation, rehabilitation
réel, actual
réévaluation, reappraisal
réévaluer, reassess
référence, reference
réflexe, reflex
 – achilléen, Achilles tendon reflex, ankle jerk
 – bicipital, biceps reflex
 – conditionné, conditioned reflex
 – cornéen, corneal reflex
 – cutané abdominal, abdominal reflex
 – du canif, clasp knife reflex
 – gastrocolique, gastrocolic reflex
 – médullaire, spinal reflex
 – myotatique, myotatic reflex, stretch reflex
 – rotulien, knee jerk
 – tendineux, tendon reflex
 – tricipital, triceps reflex
réflexogramme achilléen, Achilles reflex time
reflux, reflux
refoulement, repression
réfraction, refraction
réfrigération, refrigeration
refroidissement, cooling
regard, sight
régime, diet, regimen
 – cétogène, ketogenic diet
 – pauvre en graisses, low fat diet
région, area, region
règle, rule
règles, menses
règne, kingdom
régression, regression
régulation, control, regulation
régurgitation, regurgitation
rein, kidney
 – en fer à cheval, horseshoe kidney
réintroduction, rechallenge
rejet, rejection
relaché, lax
relâchement, looseness
relargage, release
relation, connection, intercourse, relationship
relaxine, relaxin
remaniement, change
remise à zéro, reset
rémission, remission
remplacement, replacement
remplissage, filling
rendement, efficiency, output, yield
rendez-vous, appointment
 – donner un-, date
rénine, renin
renouvellement, turnover
répandu, widespread
réparation, repair
répartition, array, distribution
 – aléatoire, random allocation
repas, meal
 – baryté, barium meal
 – d'épreuve, test meal
répétition, repeat
repli, fold, plica
replié, withdrawn

réponse, answer, response
- **immunologique**, immune response
repos, rest
répression, repression
reproduction, reproduction
répulsif, repellent
réseau, cancellus, lattice, network, rete
résecteur, resectoscope
résection, resection
réserve, store
- **alcaline**, alkaline reserve
réservoir, pool
résidu vésical, residual urine
résine, resin
- **de gaïac**, guaiacum
- **échangeuse d'ions**, ion exchange resin
- **échangeuse de cations**, cation exchange resin
résistance, resistance
- **aux médicaments**, drug-fast
- **croisée**, cross-resistance
résolutif, resolvant
résolution, resolution
résonance, resonance
- **magnétique nucléaire (RMN)**, nuclear magnetic resonance (NMR)
respirateur, respirator
respiration, breath, breathing, respiration
respiratoire, respiratory
responsabilité, hability
responsable, responsible
ressentir, feel
ressort, à, spring-loaded
ressource, resort
résultat, issue
- **de laboratoire,** lab finding
résumé, synopsis, summary
retard, delay, lag, long-acting, retardation
rétention, retention, trapping
réticulo-endothélial, reticuloendothelial
réticulocyte, reticulocyte
réticulocytose, reticulocytosis
réticulosarcome, reticulum cell sarcoma
réticulose, réticulosis
réticulum endoplasmique, endoplasmic reticulum
rétine, retina
rétinite, retinitis
rétinoblastome, retinoblastoma
rétinopathie, retinopathy
- **proliférante**, proliferans retinitis
retombée radioactive, nuclear fallout
retour, return
- **de couches**, resumption of menses
- **en arrière**, kickback
rétraction, retraction
retrait, removal, withdrawal
retraite, retirement
retraité, pensioner, retired
rétrécissement, shrinkage, stenosis
- **aortique**, aortic stenosis
- **mitral**, mitral stenosis
- **pulmonaire**, pulmonary stenosis
rétroaction, biofeedback, feedback
rétrocontrôle, feedback
rétrodéviation de l'utérus, retroflexion of uterus
rétrograde, retrograde
rétropéritonéal, retroperitoneal
rétropharyngé, retropharyngeal
réunion, meeting
réussite, success
rêve, dream
réveil, awakening
revêtement, coat
revue, review
- **spécialisée,** journal

révulsion, counterirritation
rez-de-chaussée, ground floor
rhagade, rhagade
rhinite, rhinitis
rhinopharyngien, nasopharyngeal
rhinoplastie, rhinoplasty
rhinorrhée, rhinorrhea
rhinoscopie, rhinoscopy
rhomboïde, rhomboid
rhumatisme, rheumatism
  – articulaire aigu, rheumatic fever
rhume, cold
  – des foins, hay fever
ribonucléase, ribonuclease
ricin, castor bean
rickettsie, rickettsia
rictus sardonique, risus sardonicus
ridé, wrinkled
rigidité, rigidity
  – cadavérique, rigor mortis
  – de décérébration, decerebrate rigidity
rire, laugh
risque, hazard, risk
robinet, tap
robuste, tough
rocher, petrous bone
Roentgen, Roentgen
ronchus, rhonchus
ronfler, snore
ronger, abrade
rongeur, rodent
rosacée, rosacea
roséole, roseola
rotation, rotation
rotule, knee cap, patella
rougeole, measles, morbilli
rougeur, flush
rougir, blush
ruban, ribbon
  – adhésif, adhesive tape
rubéfiant, rubefacient
rubéole, german measles, rubella
rude, harsh
rugine, rugine
rugueux, rough
rupia, rupia
rupture, breakdown, disruption, rupture
rythme, pace, rhythm
  – alpha, alpha rhythm
  – circadien, circadian rhythm
  – de galop, cartering rhythm

S

s'enrhumer, catch a cold
s'étrangler, choke
sac, bag, sac
saccharine, saccharin
saccoradiculographie, saccoradiculography
sacralisation, sacralization
sacré, sacral
sacrum, sacrum
sadisme, sadism
sage, wise
sage-femme, midwife
sagittal, sagittal
saignée, blood letting
sain, sound healthy
  – d'esprit, sane
sale, dirty
salidiurétique, saluretic
salivation, salivation
salive, saliva
salle d'hôpital, ward
salpingectomie, salpingectomy
salpingite, salpingitis
salpingographie, salpingography
salpingostomie, salpingostomy
sanatorium, sanatorium
sang, blood
sangle, starp
sanglot, sob
sangsue, leech
sanieux, sanious
santé, health
saponification, saponify
saprophyte, saprophyte
sarcoïde, sarcoid
sarcoïdose, sarcoidosis
sarcolemme, sarcolemma
sarcome, sarcoma
satiété, satiety
saturation, saturation
saturnisme, lead poisoning, plumbism
saut, jump
sauvegarde, back up
sauvetage, rescue
saveur, taste
savon, sapo, soap
scalp, scalp
scalpel, scalpel
scaphocéphalie, scaphocephaly
scaphoïde, navicular bone
  – carpien, scaphoid bone
scaphoïdite tarsienne, Köhler's disease
scapulalgie, scapulalgia
scarification, scarification
scarlatine, scarlet fever
scellés, seals
schéma, chart, design, diagram, outline, pattern, schedule
  – corporel, body image
Schistosoma, Bilharzia
schistosomiase, schistosomiasis
schizocyte, schistocyte
schizophrénie, schizophrenia
sciatique, sciatica
scie, saw
science, science
  – physique, physical science
scintigraphie, scanning, scintigraphy
scintillation, scintillation
scissiparité, binary fission
scissure, fissure
sclérite, scleritis
sclérodactylie, sclerodactylia
sclérodermie, progressive systematic sclerosis, sclerodermia
  – circonscrite, morphea
sclérose, sclerosis
  – en plaques, disseminated sclerosis, multiple sclerosis

– **latérale amyotrophique**, amyotrophic lateral sclerosis
– **tubéreuse de Bourneville**, tuberous sclerosis
sclérotique, sclera, sclerotic
– **bleue**, blue sclera
sclérotomie, sclerotomy
scolex, scolex
scoliose, scoliosis
scorbut, scurvy
score, score
scotome, scotoma
scrotal, oscheal, scortal
scrotum, scrotum
scybales, scybalum
seau, bucket
sébacé, sebaceous
séborrhée, seborrhea
sec, dry
sécable, divisible
sécheresse, drought
séchoir, dryer
secousse, concussion, jerk
– **musculaire**, twitch
secrétine, secretin
sécrétion, secretion
section, cutting, section
sécurité, reliability, safety
sédatif, calmative, depressant, sedative
segment de Fowler, segmentum apicale
segmentaire, segmental
segmentation, cleavage
sein, breast
séjour, stay
sel, salt
sélection, selection
selles, feces, stools
– **noires**, black stools
sels biliaires, bile salts
semaine, week
semi-lunaire, lunate bone, semilunar bone
séminome, seminoma
sénescence, senescence
sénile, senile
sénilité, senility
sens, sense
sensation, feeling, sensation
sensibilisation, sensitization
sensibilisé, sensitized
sensibilité, sense, sensibility, sensitivity, susceptibility
sensible, responsive, tender
sensitif, sensitive
sensoriel, sensorial
sentiment, feeling
séparation, parting
septicémie, pyemia, septicemia
septique, septic
septum, septum
séquelle, sequela
séquence, sequence
séquestre, sequestrum
séreux, serous
série, panel, serial, series, set
seringue, syringe
sérosité, serosity
sérothérapie, serotherapy
sérotonine, serotonin
serpent, snake
serpigineux, serpiginous
serpillère, floor cloth
sérum, serum
– **antilymphocytaire**, antilymphocyte serum
– **salé physiologique**, physiological saline
service des urgences, casualty department
sessile, sessile
seuil, threshold
– **rénal**, renal threshold
seul, single
sévère, harsh
sévice(s), maltreatment, abuse
sevrage, weaning, withdrawal
sexe, sex
shunt, shunt
sialadénite, sialadenitis
sialagogue, sialogogue

sialolithe, sialolith
sialorrhée, polysialia
SIDA, AIDS
- **complexe apparenté au - (ARC)**, AIDS related complex (ARC)
sidération médullaire, spinal shock
sidérose, siderosis
siège, breech, seat
sieste, nap
sifflement, whistle
- **respiratoire**, wheeze
sigmoïde, sigmoid
sigmoïdoscopie, sigmoidoscopy
sigmoïdostomie, sigmoidostomy
signal, signal
- **d'alarme,** warning signal
signe, sign
- **de Koplik**, Koplik's spot
- **du lacet**, capillary fragility test
signes cliniques, clinical evidence
- **fonctionnels**, history
- **physiques**, objective signs
significatif, meaningful, significant
signification, meaning
- **sans -,** meaningless
silencieux, silent
silhouette, shadow
silicose, silicosis
sillon, groove, sulcus
simulateur, simulator
simulation, malingering, simulation
sinapisme, mustard plaster
sino-auriculaire, sinoatrial
sinus, antrum, sinus
- **caverneux**, cavernous sinus
- **de la face**, paranasal sinus
- **frontal**, frontal sinus
- **pilonidal**, pilonidal cyst
- **sphénoïdal**, sphenoidal sinus
sinusite, sinusitis
sinusoïdal, sinusoid
sirop, syrup
siroter, sip
site, site
smegma, smegma
sodoku, rat bite fever
soif, thirst
soignant, carer
soin, care
- **post-hospitalier**, follow up care
soir, evening
sol, soil
soleil, sun
solide, solid, steady
solution, solution
- **salée**, saline
solvant, solvent
somatique, somatic
sommeil, sleep
- **à ondes lentes**, slow wave sleep
- **apnée du -,** sleep apnea
- **paradoxal**, REM sleep
sommet, apex
somnambulisme, sleep-walking, somnambulism
somnifère, sleeping pill, hypnotic
somnolence, drowsiness
somnolent, drowsy
son, sound
sonde, catheter, probe, sound, tube
- **cannelée**, grooved director
- **naso-œsophagienne**, naso-gastric tube
soporifique, soporific
sort, fate
souche, stem, strain
souffle, murmur
- **cardiaque**, heart murmur
- **de vie**, breath of life
- **tubaire**, bronchial breathing
- **vasculaire,** bruit
souffrance, distress
souffrir, suffer
- **le martyre,** agonize
soufre, sulfur
souiller, soil

soulagement, relief, ease from pain
soulager, relieve
soulever, lift
soupir, sigh
source, source
sourcil, brow, eyebrow, supercilium
sourd, dull, deaf
sourd-muet, deaf-mute
sous-, infra-
  – **alimentation**, malnutrition
  – **arachnoïdien**, subarachnoid
  – **sous-clavier**, subclavian
  – **diaphragmatique**, subphrenic
  – **dural**, subdural
  – **épineux**, infraspinous
  – **jacent**, subjacent, underlying
  – **liminaire**, subliminal
  – **maxillaire**, submaxillary
  – **muqueux**, submucous
  – **unité**, subunit
soutien, support
soutien-gorge, bra
souvenir, mind, remembrance
sparadrap, adhesive tape
spasme, spasm
  – **carpopédal**, carpopedal spasm
  – **de torsion,** torsion spasm
  – **du sanglot**, breath holding spell
spasmolytique, spasmolytic
spasticité, spasticity
spastique, spastic
spatule, spatula
spécifique, specific
spécimen, specimen
spectaculaire, dramatic
spectre, spectrum
  – **d'action**, action spectrum
spectrométrie, spectrometry
spectroscope, spectroscope
spéculum, speculum
spermatocèle, spermatocele
spermatogénèse, spermatogenesis
spermatozoïde, spermatozoon, zoosperm
sperme, semen, seminal fluid, sperm
spermicide, spermicide
spermogramme, semen analysis
sphérocyte, spherocyte
sphinctérotomie, sphincterotomy
sphygmographe, sphygmograph
sphygmomanomètre, sphygmomanometer
spica, spica
spicule, spicule
spinal, spinal
spirographe, spirograph
spiromètre, spirometer
splénectomie, splenectomy
splénique, lienal, splenic
splénomégalie, splenomegaly
spondylarthrite ankylosante, ankylosing spondylitis
spondylite, spondylitis
spondylolisthésis, spondylolisthesis
spondylolyse, spondylolysis
spongiose, spongiosis
spontané, spontaneous
sporadique, sporadic
sporotrichose, sporotrichosis
sport, sport
squame, squama
squameux, squamous
squelette, skeleton
squirrhe, scirrhus
stade, stage
  – **phallique**, phallic phase
stapédectomie, stapedectomy
staphylome, staphyloma
staphylorraphie, staphylorrhaphy
stase, stasis
statique, static
statistiques,casuistics
stéatome, steatoma
stéatorrhée, steatorrhea

stéatose, steatosis
stellaire, star
sténose, narrowing, stenosis
steppage, equine gait
stercobiline, stercobilin
stéréognosie, stereognosis
stérile, bland, sterile
stérilet, device, intrauterine contraceptive device
stérilisation, sterilization
stérilité, infertility, sterility
  – féminine, acyesis
sternal, sternal
stéroïde, steroid
  – anabolisant, anabolic steroid
stérol, sterol
stéthoscope, stethoscope
stigmate, stigma
stimulant, stimulant
stimulateur, pacemaker
stimulation, stimulation
stimulus, stimulus
stockage, storage
stomatite, stomatitis
  – aphteuse, aphtous stomatitis
  – gangréneuse,cancrum oris
strabisme, squint, strabismus
  – convergent, cross-eye
stratifié, stratified
stratum granulosum, granular layer
stress, stress
striction, stricture
strie, stria
  – Z, Z band
stroma, stroma
structure, framework, structure
stupéfiant, narcotic
stupeur, stupor
stylet, probe, stylet
subaigu, subacute
subit, sudden
subjectif, subjective
sublingual, sublingual
subnormal, subnormal
substance, matter, substance
  – blanche, white matter
  – grise, gray matter
  – grise périaqueducale, periaqueducal gray matter
  – lipotrope, lipotrophic substance
substrat, substrate
subtotal, subtotal
suc, juice
  – gastrique, gastric juice
successif, sequential
succion, sucking
succussion, succussion
sucre, sugar
sudamina, sudamina
sueur, sweat
  – nocturne, night sweat
suggestibilité, suggestibility
suicide, suicid
suie, soot
suintement, oozing
suivi, follow-up
suivre…, à, watch this space…
sujet, issue, subject, topic
superfécondation, superfecundation
superficiel, acrotic
supérieur, superior
supination, supination
support, support
suppositoire, suppository
suppression, suppression
suppuration, fester, suppuration
suppuré, purulent
sûr, safe, secure
suractivité, overactivity
sural, sural
suralimentation, overfeeding
surcharge, overloading
surcompensation, overcompensation
surconsommation, overconsumption
surdité, deafness
surdosage, overdosage, surdose
surdose, overdose

surface, surface
– corporelle, body surface
surfactant, surfactant
surjet, running suture
surmenage, fatigue
surmené, overworked
surrénalectomie, adrenalectomy
surrénalien, adrenal
sursaut nocturne, startling
surveillance, monitoring
– des convalescents, after care
survenue, occurence
– brutale de, abrupt-onset
survie, survival
susorbitaire, supraorbital
suspension, suspension
– d'activité, abeyance
suspubien, suprapubic
suture, stitch, suture
– coronale, coronal suture
– dentée, serrated suture
– sagittale, sagittal suture
sycosis, barber's itch, sycosis
symbiose, symbiosis
symétrie, symmetry
sympathectomie, sympathectomy
symphyse, symphysis
symptomatologie, symptomatology
symptôme, symptom
– révélateur, presenting symptom
synapse, synapse
synarthrose, synarthrosis
synchondrose, synchondrosis
synchronisation, synchronization
syncope, faint, syncope
– par hyperexcitabilité du sinus carotidien, carotid sinus syncope
syndrome, syndrome
– carentiel des gastrectomisés, post-gastrectomy syndrome
– d'Apert-Gallais, adrenogenital syndrome
– d'écrasement, crush syndrome
– d'Immuno-Déficience Acquise, Acquired Immune Deficiency Syndrome
– de chasse, dumping syndrome
– de déefferentation motrice, locked-in syndrome
– de détresse respiratoire, respiratory distress syndrome
– de Hurler, lipochondrodystrophy
– de l'anse borgne, blind loop syndrome
– de la loge des péroniers, peroneal artery occlusive disease
– de malabsorption, intestinal malabsorption
– de Silverman, battered baby syndrome
– des jambes sans repos, restless legs syndrome
– du canal de Guyon, cubital tunnel external compression syndrome
– du cimeterre, scimitar syndrome
– du défilé costoclaviculaire, costoclavicular syndrome
– du double Y, XYY genotype
– du scalène antérieur, scalenus anticus syndrome
– du vol de la sous-clavière, subclavian steal syndrome
synéchie, synechia
synergie, synergy
synovectomie, arthrectomy, synovectomy
synovite, synovitis
synthétique, synthetic
syphilide, syphilide
syphilis, lues, syphilis
syringomyélie, syringomyelia
système, system
– ABO, ABO system

– **de cotation,** rating system
– **métrique**, metric system
– **nerveux autonome**, autonomic nervous system
– **nerveux central (SNC)**, central nervous system (CNS)
– **nerveux sympathique (SNS)**, sympathetic nervous system (SNS)
– **réticulé**, reticular formation
systémique, systemic
systole, systole
systolique, systolic

T

tabagisme, smoking
tabatière anatomique, anatomical snuff-box
tabès, tabes
table, table
tableau, board, panel, table
tablier, apron
tabouret, stool
tache, blot, dot, macula, spot
 – **aveugle**, blind spot
 – **de naissance**, birth mark
 – **de rousseur**, ephelis, freckle
tacheture, mottling
tachycardie, tachycardia
tact, feeling, touch
tactile, tactile
taie, nebula
taille, height, size, stature, waist
talon, heel
tampon, buffer, plug, tampon
 – **d'ouate,** pledget
tamponade, tamponade
tamponnement, pack
tapis roulant, treadmill
taraud, screw tap
tardif, late
tare, defect
tarsalgie, tarsalgia
tarse, tarsus
tarsectomie, tarsectomy
tarsien, tarsal
tarsoplastie, tarsoplasty
tarsorraphie, tarsorrhaphy
tartre, tartar
 – **dentaire,** dental calculus
tasse, cup
taux, rate
 – **de croissance**, growth rate
 – **de masculinité**, sex ratio
 – **de natalité**, birth rate
taxinomie, taxinomy
tænia, tapeworm
technique, method, technique
tégument, integument, tegument
teigne, ringworm, tinea
teinture, tincture
télangiectasie, telangiectasis
télémétrie, telemetry
télépathie, telepathy
témoin, control
tempe, temple
tempérament, temperament
température, temperature
temporal, temporal
temps, time
 – **de saignement**, bleeding time
 – **réel**, real time
tendance, propensity, trend
tendinite, tendinitis
tendon, sinew, tendon
ténesme, tenesmus
teneur, content
ténoplastie, tenoplasty
ténorraphie, tenorrhaphy
ténosynovite, tenosynovitis
ténotomie, tenotomy
tenseur, tensor
tensio-actif, surface active, tensioactive
tension, tension, voltage
tente, tent
 – **à oxygène**, oxygen tent
ténu, tenuous
tératogène, teratogen
tératome, teratoma
térébrant, terebrant
terme, à, full term
terminaison, end, ending
 – **d'un nerf afférent**, end organ
terminal, end-stage
terminé, over
terminologie, terminology

terre, earth, soil
terreur nocturne, night terror
tertiaire, tertiary
test, test
 – aux anticorps tréponémiques fluorescents, FTA-test
 – d'effort, exercise test
 – de Coombs, antiglobulin test
 – de fixation du complément, complement fixation test
 – de tolérance au glucose, glucose tolerance test
 – percutané, patch test
 – T de Student, T test
testicule, orchis, testicle, testis
testostérone, testosterone
tétanie, tetany
tétanisation, tetanization
tétanos, tetanus
tête, caput, head
tétracycline, tetracycline
tétradactyle, tetradactylous
tétraplégie, quadriplegia, tetraplegia
thalamus, thalamus
thalassémie, Mediterranean anemia, thalassemia
thalassothérapie, thalassotherapy
thalidomide, thalidomide
thécome, thecoma
théorie, theory
thèque, theca
thérapeutique, therapeutics
thermalisme, balneology
thermographie, thermography
thermolabile, thermolabile
thermomètre, thermometer
thermophile, thermophilic
thermostat, thermostat
thiamine, thiamine
thoracique, thoracic
thoracocentèse, thoracocentesis
thoracoplastie, thoracoplasty
thoracoscopie, thoracoscopy
thoracotomie, thoracotomy
thorax, breast, chest, pectus
 – en carène, pigeon chest
 – en entonnoir, funnel chest
thréonine, threonine
thrombectomie, thrombectomy
thrombine, thrombin
thromboangéite, thromboangiitis
thromboartérite, thromboarteritis
thrombocyte, platelet, thrombocyte
thrombocytopénie, thrombocytopenia, thrombopenia
thrombokinase, thrombokinase
thrombolytique, thrombolytic
thrombophlébite, phlebothrombosis, thrombophlebitis
thromboplastine, thromboplastin
thrombose, thrombosis
thymectomie, thymectomy
thymie, mood
thymine, thymine
thymocyte, thymocyte
thymome, thymoma
thymus, thymus
thyréotoxicose, thyrotoxicosis
thyréotrope, hormone (TSH), thyrotrophin hormone (TSH)
thyroïde, thyroid
thyroïdectomie, thyroidectomy
thyroxine, thyroxine
tibia, shin, tibia
tic, tic
tiède, tepid
tige, shaft, stem
tinea cruris, dhobi itch
tique, tick
tissu, tissue
 – conjonctif lâche, areolar tissue
titrage, titration
titre, headline, titre
tocographie, tocography
tocophérol, tocopherol
toile, tela
toise, tape mesure
toit, roof, tectum
tolérance, safety, tolerance

– **critères de tolérance,** safety criteria
tomodensitométrie, computerized axial tomography
tomographie, tomography
ton, tone
tonique, tonic
tonomètre, tonometer
tonus, tone
topique, topical
topographie, topography
torpeur, torpor
torpide, indolent
torsade de pointes, wave burst arrhythmia
torse, torso
torsion, torsion
tort ou à raison, à, rightly or wrongly
torticolis, torticollis, wry neck
tortiller (se), squirm
totalement, thoroughly
touche, key
toucher, touch
tour de hanches, hip girth
tournesol, litmus
tourniole, run around
tous les deux jours, every other day
tout à l'heure, presently
toux, cough
toxémie, toxemia
toxicologie, toxicology
toxicomane, addict
toxicomanie, addiction, drug addiction
– **à la colle**, glue sniffing
toxicose, toxicosis
toxidermie, drug eruption
toxine, toxin
toxique, toxic
toxoplasmose, toxoplasmosis
trabécule, trabecule
trabéculotomie, trabeculotomy
traceur, tracer
trachée, trachea, windpipe
trachéite, tracheitis
trachélorraphie, trachelorrhaphy
trachéobronchite, tracheobronchitis
trachéostomie, tracheostomy
trachéotomie, tracheotomy
trachome, trachoma
traction, traction
tractus, tract
tragus, tragus
traîner, drag
trait, trait
traitement, course, management, therapy, treatment
– **de texte**, word processor
– **des données**, data processing
trajet, course
tranchant, cutting
tranche, slice
tranchées utérines, after-pains
tranquillisant, tranquilizer
transabdominal, transabdominal
transaminase, transaminase
transe, trance
transfert, transference
transfusion, transfusion
transplant, transplant
transplantation, grafting, transplantation
transposition, transposition
transsudation, transudation
transversal, transverse
transverse, transverse
trapèze, trapezium, trapezius
trapézoïde, trapezoid
trauma, trauma
traumatisme, trauma
– **crânien**, concussion
travail, labor, work
– **posté**, shift work
travaux ménagers, chores
travestissement, transvestism
trébucher, stumble
trématode, fluke, trematoda
tremblement, quiver, shake, tremor

– d'intention, action tremor
– intentionnel, intention tremor
trempé, soaked
tremper, drench
trépanation, trephining
triangle, trigone
– de Scarpa, femoral triangle
triceps, triceps
trichiasis, trichiasis
trichinose, trichinosis
trichobézoard, hair ball
trichocéphale, whipworm
trigone, fornix, trigone
triplégie, triplegia
triplés, triplets
triploïde, triploid
trismus, lockjaw, trismus
trisomie, trisomy
– 21, Down's syndrome
tristesse, sadness
trocart, trocar
trochanter, trochanter
trochléaire, trochlear
trochlée, trochlea
troisième, third
trompe d'Eustache, pharyngotympanic tube
tronc, troncus, trunk
– artériel brachiocéphalique, innominate artery
– cérébral, brain stem
tronculaire, truncal
trophique, trophic
trophoblaste, trophoblast
trou, gap, hole, pore
– de Botal, foramen ovale
– de mémoire, blank
– de trépanation, burr hole
– occipital, foramen magnum
trouble, disorder, disturbance, trouble
– du comportement, behavior disorder
– fonctionnel, functional disorder
– intestinal, bowel disorder
– thymique, affective disorder
trychophytie, trichophytosis
trypanosomiase, trypanosomiasis
trypsine, trypsin
trypsinogène, trypsinogen
tryptophane, tryptophan
tubaire, tubal
tube, salpinx, tube, vial
– digestif, alimentary tract, gastrointestinal tract
tubercule, clavus, tubercle, tuberculum
tubercules quadrijumeaux, quadrigemina bodies
tuberculeux, tuberculous
tuberculide, tuberculid
tuberculine, tuberculin
tuberculome, tuberculoma
tuberculose, consumption, tuberculosis
tubérosité, tuberosity
tubes séminifères, seminiferous tubules
tubo-ovarien, tubo-ovarian
tubulaire, tubular
tubule, tubule
tularémie, tularemia
tuméfaction, swelling, tumefaction
tumeur, tumor
– à myéloplaxes, osteoclastoma
– glomique, glomus tumor
tunique, tunica
tunnel, tunnel
turbinectomie, turbinectomy
turgescence, turgor
turgescent, turgid
tympan, ear drum, tympanum
tympanique, tympanic
tympanite, myringitis, tympanitis
tympanoplastie, tympanoplasty
type, type
typhus, typhus fever
tyrosine, tyrosine

U

ulcérant, ulcerative
ulcération, canker
  – cutanée, fester
  – fétide de la bouche, cancrum oris
ulcère, ulcer
  – gastro-duodénal, peptic ulcer
ultrason, ultrasound
ultrasonographie, ultrasonography
unciforme, hooklike, unciform
unicellulaire, unicellular
unilatéral, unilateral
union, union
uniovulaire, uniovular
unipare, uniparous
unipolaire, monopolar
unique, single
unité, unit
  – de soins intensifs, intensive care unit
  – motrice, motor unit
urate, urate
urée, urea
urémie, blood urea, uremia
urétéral, ureteral, ureteric
uretère, ureter
urétérectomie, ureterectomy
urétérite, ureteritis
urétérocèle, ureterocele
urétérolithe, ureterolith
urétérolithotomie, ureterolithotomy
urétérovaginal, ureterovaginal
urétérovésical, ureterovesical
urètre, urethra
urétrite, urethritis
urétrocèle, urethrocele
urétrographie, urethrography
urétroplastie, urethroplasty
urétroscope, urethroscope
urétrotomie, urethrotomy
urgence, emergency
urinaire, urinary
urine, urine
urinifère, uriniferous
urinomètre, urinometer
urique, uric
urobiline, urobilin
urobilinogène, urobilinogen
urochrome, urochrome
urogénital, urogenital
urographie, urography
urologie, urology
urologue, urologist
urticaire, hives, nettle rash, urticaria
usage détourné, misuse
  – unique, à, disposable, single use
utérin, uterine
utérovésical, uterovesical
utérus, hystera, metra, uterus, womb
  – rétrofléchi, retroflexed uterus
utile, helpful, useful
utilisation en ambulatoire, community use
utricule, utricle
uvée, uveal tract
uvéite, uveitis
uvula, uvula
uvulectomie, uvulectomy

V

vaccin, vaccine
vaccination, vaccination
vaccine, vaccinia
vacuole, vacuole
vagal, vagal
vagin, vagina
vaginal, vaginal
vaginisme, vaginismus
vaginite, colpitis, vaginitis
vagissement, vagitus
vagotomie, vagotomy
vaisseau, vessel
  – **coronaire**, coronary vessel
valeur, value
valgus, valgus
valine, valine
valve, cusp, valve
  – **aortique**, aortic valve
  – **mitrale**, bicuspid valve
valvule, valvula
  – **de la saphène**, saphenous opening
  – **iléo-cæcale**, ileocecal valve
  – **mitrale**, mitral valve
  – **tricuspide**, tricuspid valve
valvulotomie, valvulotomy
vapeurs, fumes
vaporisateur, nebulizer
variable, variable
  – **aléatoire**, random variable
variation, variation
varice, varix
varicelle, chickenpox, varicella
varicocèle, varicocele
variole, smallpox, variola
variqueux, varicose
varus, varus
vasculaire, vascular
vascularite, vasculitis
vasectomie, vasectomy
vasoconstriction, vasoconstriction
vasodilatation, vasodilatation
vasomoteur, vasomotor
vasopressine, vasopressin
vasospasme, vasospasm
vasovagal, vasovagal
vecteur, vector
végétation, vegetation
  – **adénoïde**, adenoids
veilleuse, night light
veine, vein, vena
  – **basilique**, basilic vein
  – **saphène**, saphenous vein
veineux, venous
veinotonique, phlebotonic
veinule, venula
vélocimétrie, velocimetry
velu, hairy
ventilation, breathing, ventilation
  – **assistée**, assisted ventilation
ventouse, cupping glass
ventral, ventral
ventre, belly
ventricule, ventricle
  – **quatrième-**, fourth ventricle
  – **unique**, single ventricle
ventriculographie, ventriculography
ver, worm
  – **de Guinée**, guineaworm
verge, penis
vergetures, striae atrophicae
vérification, check
vérifier, check for
véritable, actual
vermifuge, anthelmintic, vermifuge
vermineux, verminous
vérole, pox
verre, glass
  – **correcteur**, glass
verrue, verruca, wart
  – **plantaire**, plantar wart

version, version
vertèbre, spondyle, vertebra
vertex, vertex
vertical, vertical
vertige, giddiness, vertigo
vésical, vesical
vésicant, vesicant
vésicovaginal, vesicovaginal
vésicule, bladder, blister, bulla, vesicle
 – **biliaire**, gall bladder, gallbladder
 – **ombilicale**, yolk sac
vésiculite, vesiculitis
vessie, bladder, urinary bladder, vesica
veste, jacket
vestibulaire, vestibular
vestibule, vestibule
vestigial, vestigial
vêtement, garment, cloth
viable, viable
viande, meat
vibration, vibration
vicariant, vicarious
victime, casualty
vide, empty
vie, life
 – **privée,** privacy
vieillesse, old age
vieillissement, ageing, aging, senescence
vif, brisk, lively, sharp
vigilance, awareness, vigilance, wakefulness
vigueur, stamina
villeux, villous
villosité, villus
 – **chorionique**, chorionic villus
viol, rape
violet de gentiane, gentian violet
virilisme, virilization
virologie, virology
virulence, virulence
virus, virus
 – **de l'immunodéficience humaine (HIV)**, human immunodeficiency virus (HIV)
 – **orphelin**, orphanvirus
vis, screw
viscère, viscera
viscomètre, viscometer
vision, sight, vision
visqueux, glairy, meliceris, viscous
visuel, visual
vitamine, vitamin
 – **B2**, riboflavin
 – **C**, antiscorbutic
 – **D**, antirachitic factor, calciferol
vitellin, vitelline
vitellus, yolk
vitesse, rate, speed, velocity
 – **de sédimentation**, blood sedimentation rate, erythrocyte sedimentation rate
vitré, vitreous body
vivant, alive, live, living
vivisection, vivisection
vocal, vocal
voie, pathway, tract
 – **d'administration,** route
 – **extrapyramidale**, extrapyramidal tract
voies aériennes, airways
 – **biliaires**, hepatic ducts
 – **respiratoires supérieures**, upper respiratory tract
voile, velum
voix, voice
vol, flight, steal
volaille, fowl
volatile, volatile
volémie, blood volume
volet costal, flail chest
volonté, volition
volt, volt
voltage imposé, voltage clamp
volume, bulk, volume
 – **courant**, tidal volume
 – **d'éjection**, stroke volume

– de réserve expiratoire, expiratory reserve volume
– de réserve inspiratoire, inspiratory reserve volume
– expiratoire maximal seconde (VEMS), forced expiratory volume/second (FEV1)
– résiduel (VR), residual volume (RV)
– sanguin, blood volume
volvulus, volvulus
vomer, vomer
vomissement, emesis, vomiting
– acétonémique, cyclical vomiting
voute, arch, roof, vault
– cranienne, calvaria
voyage, journey, trip
voyeurisme, scopophilia, voyeurism
vrai, true
vue, sight, view
vulve, pudendum muliebre
vulvectomie, vulvectomy
vulvite, vulvitis
vulvovaginite, vulvovaginitis

X

xanthochromie, xanthochromia
xanthome, xanthoma
xantine, xanthine
xérodermie, xerodermia
xérophtalmie, xerophthalmia
xéroradiographie, xeroradiography
xérostomie, xerostomia

Y

yard, yard (0,914 m)
yoyo, grommet

Z

zéiose, zeiosis
zéro, zero
zinc, zinc
zona, herpes zoster, shingles, zona, zoster
zonule, zonula
zoologie, zoology
zoonose, zoonosis
zoopsie, zoopsia
zygote, zygote
zymotique, zymotic

Health promotion
education
screening (cost, effective)
prevention

Photocomposition réalisée
par NORD COMPO
59650 Villeneuve-d'Ascq

583480 - (I) - (3) - OSB - A - 80 - NORD COMPO

Masson Éditeur
120, boulevard Saint-Germain
75280 Paris Cedex 06
Dépôt légal : février 2000

SNEL S.A.
rue Saint-Vincent 12 - B-4020 LIÈGE
tél. 32(0)4 344 65 60 - fax 32(0)4 343 77 50
janvier 2000 - 15060